U0449218

养气血才能养命

羊爸爸 著

天津出版传媒集团

天津科学技术出版社

图书在版编目(CIP)数据

养气血才能养命 / 羊爸爸著. -- 天津 ： 天津科学
技术出版社，2024. 12. -- ISBN 978-7-5742-2580-0

Ⅰ . R243；R254. 2

中国国家版本馆 CIP 数据核字第 2024139PU2 号

养气血才能养命
YANG QI XUE CAI NENG YANG MING

责任编辑：季　乐
责任印制：赵宇伦

出　　版：天津出版传媒集团
　　　　　天津科学技术出版社

地　　址：天津市西康路 35 号
邮　　编：300051
电　　话：(022) 23332397
网　　址：www. tjkjcbs. com. cn
发　　行：新华书店经销
印　　刷：雅迪云印（天津）科技有限公司

开本 880×1230　1/32　印张 8.875　字数 184 000
2024年12月第1版第1次印刷
定价：68. 00元

序

食物承载着天地的能量

四川眉山，苏东坡的故乡，羊爸爸的一期养生营如期在这里的一个山谷中举办。课室四周环山，教学楼旁边有一个池塘，这里远离城市的喧嚣。夏日，蝉鸣声此起彼伏。清晨，同学们通过静坐、行禅等精神内守的练习后，心慢慢地静下来，蝉鸣声仿佛成为大自然美妙的背景音乐。此次来参加养生营的大部分是女性学员，下午有个环节是精神内守地吃东西，助教给每位同学发放了3根山楂条。我跟同学们说，吃的时候不要说话，要专心吃：第1根，按正常的速度吃；第2根，可以按先前一半的速度来吃，慢慢咀嚼；第3根，速度再慢一些。大家都吃完后，就到了分享环节。每次听大家分享都让我很感动，许多同学都说这是他们吃过的最好吃的山楂条。实际上，这些山楂条只是选择了不含添加剂本味的食物，另外还加入了陈皮和桑葚两种成分，起初我并未告知同学们，结果问起来，大家都能答对。

"天食人以五气，地食人以五味"，自然界中气候的万千变幻构成了天地间能量的宏伟循环。万物生长皆沐浴于天地的恩泽，作物尤甚，它们不仅吸纳了四季更迭的寒、热、温、凉四气，更蕴含了酸、苦、甘、辛、咸五味精髓，这便是自然界的能量与智慧。当我们的心灵归于宁静，便能更加敏锐地感知这份来自天地的馈赠，食物之味，是味蕾的盛宴，更是身心和谐的微妙信号，细腻而真实。

在万物生生不息的循环里，女性的气血乃人类生命之根本，美丽与健康的源泉。在享受食物滋养的同时，更应注重全方位的气血调养。合理搭配膳食，保证充足的睡眠，适量运动，促进气血的流畅循环；管理情志，保持心态的平和与愉悦，让心灵成为气血调和的绿洲；适时保暖，抵御外界风寒侵袭，守护身体内在的温度与活力。

在这里，要特别感谢羊爸爸作者团队，因她们的共同努力，让这本书与广大读者见面。她们分别是（排名不分先后）：

棉花糖，生活中自由散漫，文字里千姿百态，与羊爸爸合作出版食疗养生书《小儿健脾养胃食疗方》。

蒲公英，80后中医践行者，九岁孩子的妈妈，羊爸爸辅导老师，以传播中医传统文化为己任，乐于在生活中分享中医的美。

刘佳，80后白羊座，坚毅果敢的执业中药师。两个孩子的妈妈，羊爸爸中级班志愿者，羊爸爸认证中医育儿讲师。擅长用故事讲中医。著有中医育儿食疗书《羊爸爸讲中医正养》。

南初，00后中医大学的学生，希望手中的笔能开出好药方也能写出好文章。

许秀梅，喜爱中医食疗养生和中医外治法，一位男孩的妈妈，羊粉儿，中医粉。

徐晓萍，中医食养践行者，坚持顺时而养，乐于分享真实而实用的养生心得。

晚舟，笔绘健康与诗意生活，用一颗真心，写大家都能看懂的中医文章。

禾苗，90后中医粉，6岁孩子妈妈，热爱传统文化，践行中医育儿，非常喜欢研究中医辨证思维。愿余生将中医变成一种生活方式。

杨杨，两个孩子的妈妈，中医爱好者，羊爸爸铁粉儿。

韩旭，小儿推拿师，羊爸爸中级班成员，两个孩子的妈妈，羊爸爸铁粉儿一枚。

羊爸爸创始人
杨千栋
2024年9月23日

目 录

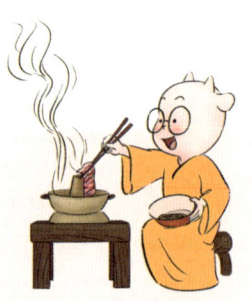

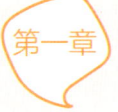 **第一章** 气血双补，
从日常习惯入手

五劳七伤往后瞧，把悄悄耗掉的气血补回来　002

保护好阳气，吃多水果也不生湿　009

脱发多是气虚，吃对、做对固发防脱　015

30 岁后吃陈皮，驱寒化痰排浊气　021

痰湿体质，避开 4 种食物，减轻脾胃负担　030

血瘀体质，对症调理气血通畅　037

中年女性补气血，吃药不如早睡　045

多吃"化痰"蔬菜，少痰湿、少生病　050

怕冷、手脚凉，艾灸改善体寒症状　056

上热下寒易上火，学会"下火"法　062

操心劳累，一碗酪帮你气血双补　067

失眠焦虑，一碗汤滋阴养心清虚火　072

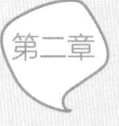 第二章　**顺应四季，**
补充阳气更高效

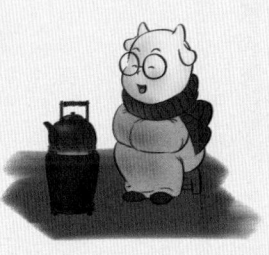

春季

春天调理阴虚，搞定失眠、月经提前　078

春季排毒拍八虚，拍出囤积的毒素　084

春季阳气不足，穿衣合理气血循环好　091

夏季

夏天对症进补，从脾胃补到肾　095

夏季解郁补血，开花馒头好吃又开心　102

夏天心烦易乏力，饭菜加点苦或咸　107

立夏喝道茶，排出寒湿又美白　112

立夏减肥不伤身，"化痰湿"冬瓜好处多　117

秋季

秋天没精神，莲藕熬汤气血足　123

秋天痰湿，吃对一朵花改善症状　129

秋天少感冒，体质弱、脾胃虚常吃香菇　135

冬季

冬季胃易受寒，如何补回阳气　141

冬天鼻炎重、心情差，多晒太阳补气宽心　147

冬季储藏能量，为新一年做好防、藏、养　152

 第三章 **补血养心，**
女性身心更健康

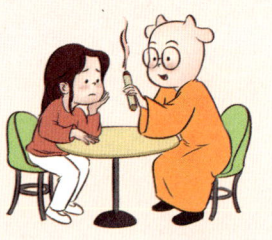

痛经、气郁、肚子凉，一种厨房小料让身体更通畅　158

多囊卵巢、不易怀孕，"暖宫法"让身体暖起来　163

乳腺结节、囊肿、纤维瘤，多面调理，疾病不慌　171

备孕时气血不足，艾灸帮你顺月经　178

孕期反应严重，安胎的食疗和建议　183

产后气血流失，把握细节帮助身体恢复　189

月经不调，气血养好，量足、更通畅　196

产后贫血，吃好、休息好，改善低能量状态　203

带娃操心多精神差，3个方法养回能量　208

产后睡不好，来碗甜甜养血汤　214

03

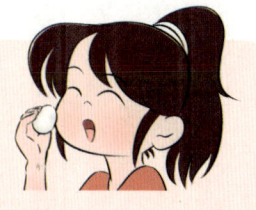

 **内外双养，**
减脂养颜防衰老

变瘦长高，春季养肝多吃"芽"　220

明目护眼，"养肝果"越吃眼睛越有神　226

美白不长斑，排毒素比防晒更重要　230

消除双下巴，扁豆祛湿消赘肉　235

防发胖，对症减脂效率高　240

减肚子，一样食材解决脾胃虚寒、腹部胖　247

抗早衰，一个小动作让气色变好　251

温和减肥，吃对晚餐不伤身、更有效　257

消水肿，喝"瘦腰茶"大便更通畅　261

养发，不同体质黑芝麻吃法不同　266

祛湿瘦身，春天吃自制"芽"菜　270

第一章

气血双补，
从日常习惯入手

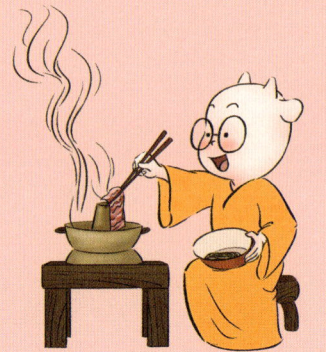

五劳七伤往后瞧，
把悄悄耗掉的气血补回来

听过一个段子，问："世界是属于什么人的？"答："世界是属于你们的，也是属于我们的。但归根结底是属于那些活得更久的人的。"

中医养生，其实就是让我们在享受生活的同时，减少一些身心的消耗，从而让我们活得更长久，更有质量。平时我们经常做的很多行为，会不知不觉消耗阳气、耗伤气血，进而降低整体的生命能量，但往往我们意识不到。其实，只要稍微注意生活习惯，就能迅速弥补气血丢失的"大漏洞"，效果比吃补品来得快很多。

吃饭时干别的，吃进去的"能量"少一半

以前我几乎都是边看电视剧边吃饭，有时候还会苦恼找不到好看的电视剧，以至于连饭都吃不下。有些朋友会在吃饭时

思考问题，有些朋友喜欢在吃饭时沟通事情，我们都一样，吃饭时总是三心二意。这样的结果是，吃饭这件"人生大事"变成了走过场。我们可能吃完后完全不记得刚才那道菜的味道、口感和温度，我们也不会关心自己吃下去是否舒服，身体是饥饿、饱胀还是满足。

吃饭是身体先付出能量，把吃进的食物消化吸收，转化为身体所需能量的过程。吃饭时如果专注认真，就能让气血更集中于"转化能量"这件事。食物在嘴巴里被更充分地咀嚼，在胃里被更有力地研磨，被脾最大限度地吸收其中的精微养分，然后转输至心肺，化生气血，布散全身。如果三心二意地吃，津液气血既要参与消化系统工作，还要分心于其他事情，多项任务同时进行，那么我们对一顿饭的运化效率就会大大降低。即使你吃的是珍贵甚至大补的食材，补养的效果可能还不如仔仔细细嚼一碗大米饭。

最近，我和朋友一起践行"正念饮食"，也就是吃饭时，把注意力全部放在吃饭的当下。我们不再边看手机边吃饭，也不再谈天说地，而是认认真真吃自己碗里的食物。这段时间，明显觉得之前味同嚼蜡的饭菜开始有了"滋味"。我的胃口也比之前好了，可能不需要吃很多，但是会觉得更加满足，更有能量了。

长时间躺着刷手机，只会越躺越累

适当休息可以养气，消除疲劳。但久卧会伤气。比如，很多年轻人平时上班忙，周末就很爱躺着，除了吃饭、上厕所之外，能不起床就不起床。躺着刷手机确实很爽，但每次起身可能都会觉得头晕眼花，整个人越躺越没精神。

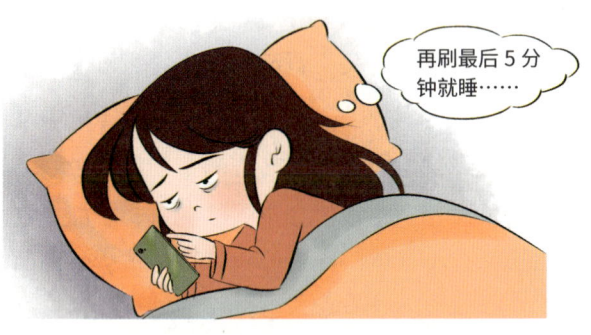

再刷最后5分钟就睡……

"气为血之帅，气行则血行"，躺着的时候，身体的气不能很好地升降逆收，躺的时间越长，气的运行越缓慢，就可能产生气机阻滞或者失调，当气机不能上达头脑时，就会头晕或者耳鸣。另外，躺着的时候，人体的消耗比正常情况下少，消化少，所以吃得少，吸收少，转化得也少。越躺，身体的营养反而可能越跟不上，表现出来的症状就是身体越来越疲倦乏力。如果再加上躺着刷手机，本身气血水平就偏低，眼睛还一直盯着屏幕看，头脑过度兴奋，就容易"久视伤血"，又会让本来就不足的气血消耗得更快，可不就会"越躺越累"吗？

当我们下班或放学后想休息一下时，最好的办法一定不是躺着刷手机。对于一天都坐在办公室或教室里用脑的人来说，散散步或做做家务反而是更好的休息方式。

八段锦中有一式叫作"五劳七伤往后瞧"，这里所说的"五劳"指的是久视、久卧、久坐、久立、久行。针对用脑多的学生和上班族来说，这一式可以很好地让清阳之气上升，促进头

004

部的血液循环。平时我们应该控制在四十分钟左右就起身稍稍走动一下，以缓解大脑和身体的疲劳。

我们一起来练习"五劳七伤往后瞧"。

（一）调身

1. 从下按桩起身时，两腿徐缓伸直，两臂朝斜下伸直，掌心朝后，两臂向体侧摆至45度。

2. 保持肩膀自然下沉，展肩扩胸，肩胛骨向中间收紧，头面转向左后方，大臂小臂和手掌顺势原位后旋，不要画弧。

3. 动作略停，保持抻拉，目视左斜后方。

4. 回正时松腰沉髋，身体重心缓缓下降，两腿膝关节弯曲。

5. 头向前转正，两臂内旋，屈肘，两掌按于胯旁一拳远处，恢复下按桩。

6. 右侧动作与左侧相同，方向相反。

7. 最后一个动作结束时，两腿膝关节弯曲，两臂内旋，屈肘、两掌捧于小腹前，恢复托球桩。

8. 一左一右为一遍，共做三遍。

（二）调息

上托吸气，托举屏息，下落呼吸。

（三）调心

体会身体旋转时松紧的变化。后瞧吸气，转正呼气。

（四）要点

1. 转头适可而止，不要过于用力。

2. 转头不转体，悬臂两肩后展，劲在夹脊，意气灌于指尖。

3. 全程保持顶头沉肩。

（五）难点

1. 展肩悬臂时保持顶头竖项、沉肩垂肘。

2. 转臂不转体，手臂原位旋转不画弧。

五劳七伤向后瞧

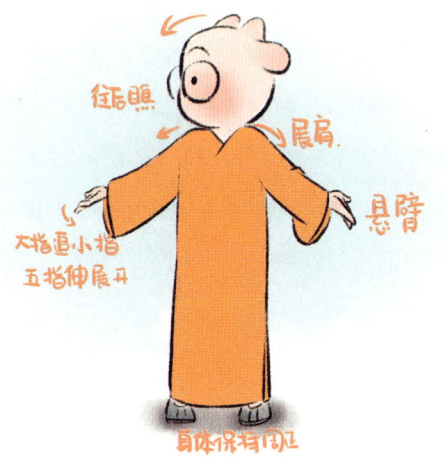

喝奶茶、喝冰——阳气少了，寒湿重了

进入秋季后，天气已经变凉，但是很多朋友还有喝冰奶茶、冰饮料，或者吃冰淇淋的习惯。这些冰凉的食物在不知不觉中就会伤害人体的阳气。

脾胃是很需要温暖的。我们可以把脾想象成一个靠热能工作的水利枢纽中转站，当热能充足时，中转站就能正常运行，使体内的水液代谢平衡；若是中转站因热能不足而出现工作纰漏，导致大部分水液停留在体内排不出去，而此时管理人员还未发现异常，久而久之就容易生湿生痰。另外，寒主凝滞。寒气会让气血的流动变得缓慢，四肢得不到足够的气血滋养，人就会觉得手脚冰凉，怕冷。尤其是女性，很多疾病都与寒有关，因为寒导致的月经问题也特别多。

所以，尽量不要喝寒凉的饮料，多喝些温的、常温的。如果手脚容易冰凉，可以在泡水的时候加入一点点紫苏或者红糖。如果常年感觉腿凉脚凉，可以多喝一些热汤，平时喝水也可以适当加入肉桂粉，以温补下焦的阳气。

想太多、太操心，耗心血、伤脾胃

拥有超强大脑的人，即总想把所有事情做到完美周全的人，脾胃往往比较差。中医认为"脾在志为思"，这里的"思"指的是过度思虑，而过度思虑则会伤脾。我就是那种特别爱思虑的人，比如，平时要出远门，我会提前三四天开始思虑各种大事小事，然后在出门前一天的晚上想事想到失眠。

过度思虑最初会伤及脾胃，可能导致脾胃虚弱，表现为胃口不好、吃不下饭或消化不良；还会影响睡眠质量，睡眠质量差，整个人的能量水平就会偏低，进入亚健康的状态；长期过度思虑，则会导致身体的气出现很多不通畅的地方，"心有千千结，身有千千结"，气结不畅，还会引发气郁体质，甚至出现一些焦虑抑郁的状况。

对付"想太多"这件事，我有两个妙招。

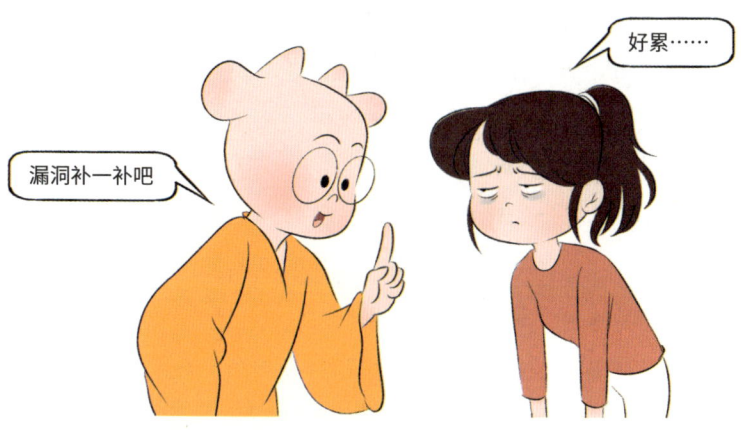

第一种方法：一旦开始胡思乱想，就找一些事情让自己忙碌起来。比如，打扫卫生或者跑步，身体动起来了，脑子就更容易安静。晚上容易胡思乱想，我就在床头放本书，睡前先看书，听一些舒缓助眠的音乐，让大脑从过度活跃的状态中平复下来。有时候还可以用温热的水泡脚，帮助自己放松，让浑身的气血循环更通畅，不至于都堵在头脑当中。

第二种方法：可以尝试喝些桂圆茶，因为思虑会消耗心血、伤及脾胃，而桂圆正好可以养心血、养脾胃。每天干嚼两颗桂圆肉，或者用桂圆带壳煮茶，都是不错的选择。但对阴虚体质的人来说，应减少或避免饮用桂圆茶。

保护好阳气，
吃多水果也不生湿

我喜欢吃桃子，每年到了桃子上市的季节，都会吃很多。

有一次，在快吃完的时候，我忽然想起前些年因为吃水果，小腿后面靠近腘窝的地方长了一块湿疹。

而后来即使下雨偏多，我也完全没有受到湿疹的影响，可以安心享受水果的香甜。

我是怎么做到的呢?

主要是明白了长湿疹的原因：进入身体的水多于出去的水。

道理清楚了之后，行动起来就很迅速，掌握好摄入与排出的平衡关系。

这样一来，身体便完全不会受到湿疹的影响。

在生活中做好以下 5 件小事，抵御湿疹的效果就可以慢慢显现出来。

动能生阳，适当出汗

出汗是最简单的排出湿气的方法。

中医讲：脾主四肢，动能生阳。

适当外出活动，可以保持脾胃正常的升清降浊功能，有利于增强水湿代谢能力。

如果总坐着不动，阳气又不足，难免会造成水湿的内停，为长湿疹埋下隐患。

夏天天气炎热，白天气温高，我会早起外出活动，走路半小时左右，还能晒太阳出些汗。有时遇上下雨天，也会趁着雨停的间隙出门散步。

压腿拉筋，促进水湿下排

我通常会在上午和下午各压腿 5 ～ 10 分钟。

压腿后，背面膀胱经的筋脉被撑开，特别是在小腿后面，膀胱经上有 3 个易堵塞穴位：委中穴、合阳穴、承山穴。压腿既能疏通经络，又能促进下肢血液循环，而水湿又是往低处走的，因此当气血运行通畅时，下肢的排寒祛湿就相对容易。所以每次我在压腿后，走路时明显感觉变得轻松。有一次，我只压了左腿，因为有事没能压右腿，走路时两边的感觉就不一样。一条腿轻盈，另一条腿相对滞重，后来等事情处理完后，又赶紧压了右腿。

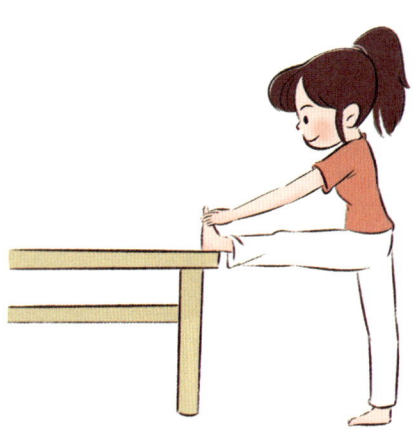

压腿的正确方法

姿势：身体正对着一定高度的物体（如桌沿），把一条腿抬高（高度一般不超过腰部）。脚放在桌沿上，脚尖尽量伸直，膝盖也不要弯曲，手臂带动身体，以髋关节为折点向前折叠。

地点：不限。可以在书桌的边沿，也可以在阳台。我还曾经在洗衣机台面压过腿。只要高度合适都是可以的。

注意事项：压腿拉筋的动作要缓和，避免用力过猛、拉伤筋骨。

不宜人群：经期女性、孕妇、孩子（孩子的骨骼发育未成熟，在没有专业指导的情况下，不宜练习压腿）。

吃温性水果，避免脾胃寒湿

胃喜温喜暖，所以投其所好，吃温热的食物有助于消化和分解，也更容易被身体吸收和利用。

平时可以吃温性的水果，如桃子。之前我腿上曾患湿疹，主要是因为我吃了较多的百香果。百香果性凉，脾胃不喜因而运化不利。加上连续食用，就产生了多余的水湿，而湿性又趋下聚集，所以在小腿处停留了，外显为湿疹。

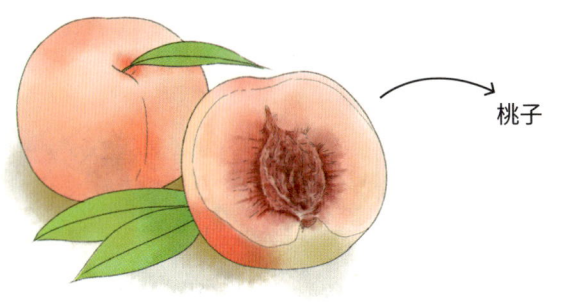

桃子

另外，尽量吃生态种植的温性水果，也就是天然的、应季的水果。如果是喷洒了过多农药的水果或反季节水果，一方面能量不足、缺乏营养；另一方面其中所含的农药残留等有害物质需要通过肝肾代谢出去，长期食用会对肝肾造成损害，降低肝肾的排毒与利水功能，从而使得有害物质与水湿在体内有一定的蓄积。

适度吹空调，保持身体干爽，水湿外排很重要

尽量少吹空调或者把空调温度设定得高一些。空调吹出的冷气会使皮肤毛孔闭合，阻碍湿气的排出。而在不吹空调的情况下，哪怕不运动，只是喝口热汤或热水，也会出一身汗，这样排出湿气就相对容易。平时要保持身体干爽，出汗后要及时

擦干。如果衣服被汗水浸湿应及时更换。排出的汗水或衣服上的水湿，变凉后会被身体重新吸收回去。当体内湿气累积到一定程度时，就为长湿疹创造了条件。

一位养生老师的做法：有时一天要换四次衣服。早饭后出汗换衣，午饭后出汗换衣，晚饭后出汗换衣，睡前洗澡后再换一次衣。虽然我换衣服不如他这样频繁，但有时也要换两三次。洗衣服虽然麻烦，但身体保持干爽，减少水湿的积累，内心还是感觉比较安稳的。

已经长湿疹了怎么办

1. 暂时停吃水果。

2. 艾灸。艾草具有温阳通络祛湿的功效，我之前小腿上的湿疹大约有指甲盖大，当时感觉很痒。我拿艾条对准患处，每次灸5分钟，悬灸两次后很快就不痒了，湿疹的区域也恢复如初。

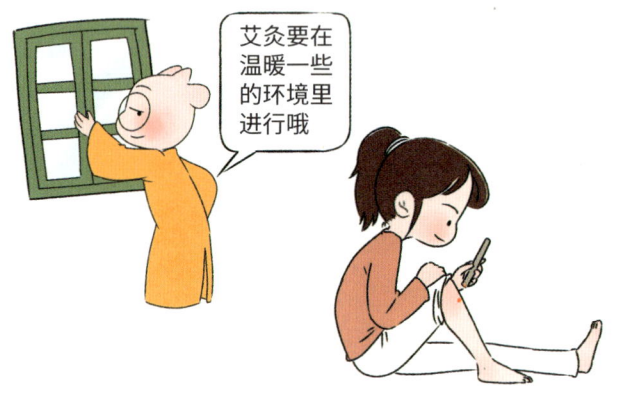

当然，并不是说，坚持做了上面的几件事，就可以保证吃水果时不长湿疹。回到最初我们所说的，长湿疹的原因在于：进入身体的水多于出去的水。明白了这点，平时保持良好的饮食习惯和正确的生活方式，掌握好摄入与排出的平衡关系，就能安心享受水果带给我们的滋养与愉悦。

脱发多是气虚，
吃对、做对固发防脱

　　气虚，最让人不能接受的事，不是衰老，不是虚弱，也不是疲惫，而是"脱发"。每年秋风一起，总有人抱怨掉头发。近期，我的一位朋友反映，自己都不敢洗头了，洗头后看着掉下来聚集在一起的头发，满心焦虑。

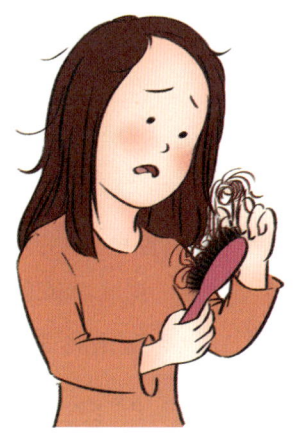

脱发其实有很多种类型。有些与血虚有关，有些与肾虚有关，有些与湿气有关。而秋天来了，最容易出现的是与气虚有关的气虚型脱发。这类人属于平时就爱掉头发，而到了秋天，则掉得更厉害了。

秋天为什么容易掉头发

首先，秋主肺，肺主气。肺为娇脏，容易受伤。秋天，燥邪、风邪、寒邪一起来，肺功能受到影响，气也就虚了。秋天容易气虚，也就容易出现气虚型脱发。同时，刚刚从夏天的炎热与高温中走出来，正常人无病也有三分虚，总体气血损耗比较大，头发得到的滋养相对就少，生长状态就不够理想。秋天来临，秋主收敛。

随着天气逐渐变凉，人体的气血也跟着往内走，往里收，收到脏腑之中，那么供应体表头皮的气血就少了，头皮上的头发得不到足够的滋养，就容易往下掉。此外，大家使用手机、电脑等电子产品较多，久视伤血，加上动脑思虑与熬夜等，也容易透支气血，当供应头发的营养减少时，掉头发的概率就增加了。

我有一位朋友，她平时就爱掉头发，到了秋天掉得更厉害。她平时的体质表现就是气虚，具体症状有舌淡胖嫩、脉弱、气短疲乏、少言懒语、自汗易感冒、怕冷等。

根据她的这种情况，我建议她先采用温和的食疗方法加以调理，在平常煮大米粥的时候多加一小把糯米同煮。平时少做一些"耗气"的事情，其实就可以大大缓解秋季的气虚脱发。

这位朋友食疗约一周后告诉我，头发很少掉了，手脚也感觉暖和些。以前她事多劳累的时候，气虚到连眼睫毛都掉，最近这种现象没有出现过。

固发防脱，来一碗"补气防脱粥"

头发的生长茂盛依靠的是气和血。其中，血负责提供营养物质，气负责温煦并推动血液运行。在秋季，可以通过吃糯米粥帮助补气，促使气带动血行到达头皮，滋养头发。糯米粥能够补中益气，促进气机生发。从而缓解中气不足以及下陷、脾气虚弱、脸部下垂、身体乏力等症状。

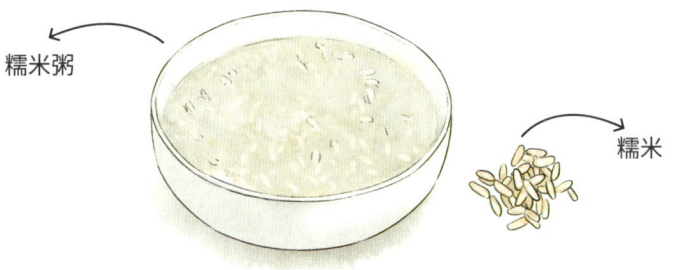

糯米粥

糯米

当身体有了足够的气，它就能发挥其温煦与推动的作用。以气行带动血液上行，联合供给头皮营养，滋养头发，从而减少头发的脱落；反之，如果气虚，头发就固不住，容易像大树枝头的叶子那样，随秋风一起掉落。

用大米搭配糯米是比较巧妙的。本身糯米容易产生湿气，而大米正好有利水的作用，大米加上少许糯米，二者煮成粥，既可以滋阴润肺，同时也能温暖脾阳肾阳。另外，纯粹的糯米有黏性，不太容易消化，所以搭配更多的大米，使得它的副作用不那么显著。

大米色白入肺，而肺主一身之气，益肺等于益气。糯米性温，温胃健脾固肾，利于脾肾之阳气的正常运转，肾阳足等于中气足。

糯米粥

做法：大米适量，糯米少许。大米和糯米的比例约为 2∶1，加水，煮 20 分钟。

糯米粥可以补中益气，促进气机生发，适合气虚、怕冷的人食用，一般人也适合。

因为糯米性温且较为黏滞，感冒发热，咳嗽痰黄，生病体虚的人暂时不宜食用。除此之外，气虚型脱发的人平时不要吃耗气的食物，也不要做耗气的事。气虚的人，不只是头发，身体的方方面面都很需要"气"的支撑。

气虚型脱发：四少吃、四少做

气虚体质容易掉头发的人，以下四种食物要少吃。

1.萝卜、山楂、玫瑰花等泄气、疏肝理气的食物。其中，以萝卜为例，萝卜味辛甘、消食顺气，一般食肉多者，需要通降胃肠的人，可适量吃，而本身饮食清淡、气血不足的人，如果再吃就容易耗气。除了掉头发，还可能出现像我那位朋友一样的症状，如掉眼睫毛。

2. 茯苓、冬瓜、薏苡仁等除湿、利水的食物。因为这些食物在排湿、往下行的时候，不仅能带走水湿，同时也会带走一部分的气。

3. 葱、姜、蒜、辣椒、胡椒等辛辣的食物。中医认为，辣入肺，有发汗、理气之功效，而肺又主气，所以，气虚的人平时少吃。

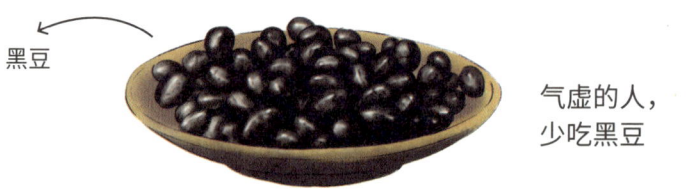

黑豆

气虚的人，
少吃黑豆

4. 有些豆类吃了可能会让人感到不适，如黑豆。一段时间以来，黑豆颇受大家的欢迎，但并非人人都适合食用。从中医理论上讲，黑豆味甘、性平，归脾经、肾经，具有消肿利水、活血下气、健脾补肾解毒的功效。

之前我听一位老师讲课，他说自己近期一直在喝黑豆水，感觉比较好。但几天之后，在他固定直播的时段，他却因故请假，未能按时上线，实际上，不用多问，我也能知道原因所在。

长时间的讲课本身就是一种耗气的行为，再加上连续饮用黑豆煮水，令气下行，人乏体倦，状态不佳，因此他不得不停播了一期课程。

对气虚体质、容易掉头发的人来说，应尽量减少以下四种行为。

1. 用力撞击背部。这种做法过度疏通膀胱经，容易散气。

2. 长时间的热水泡脚。会引起气血下行，对本身就气血不足的人来说，可能会出现心慌、头晕的情况。

3. 腹部按摩过久。容易破气，凡事都是适可而止，过犹不及。

4. 大汗淋漓的运动。汗为津液，津可载气，当出汗过多，亦会造成气随津脱。

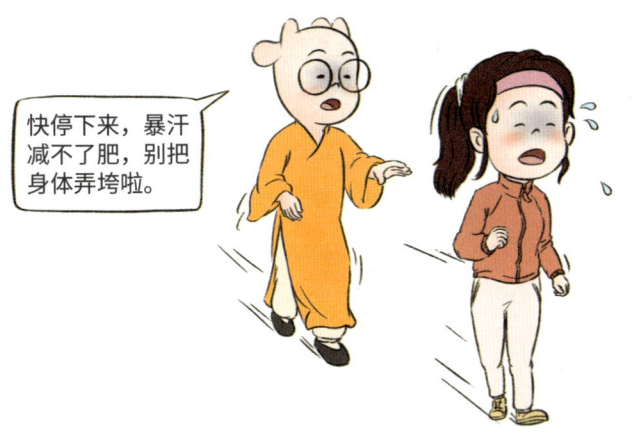

在平时的生活中，如果发现自己很容易掉头发。需要仔细观察并寻找可能发生的原因。但只要心神不外越，保持内心的觉知和头脑的清明，就能很好地理解身体的真实需求并找到掉头发的原因，从而采取措施，以减少脱发情况的发生。

30 岁后吃陈皮，
驱寒化痰排浊气

　　小时候吃橘子，母亲会特意把橘子皮剥的很完整，再细心地整理好放在阳台上，让它自然风干，等炖肉的时候就丢一片。因为有了这橘皮的清香，我们总会比平常多吃两口肉，多喝两口汤。因此，母亲炖的那锅肉汤很少有过夜的时候。学了中医后我才知道，原来这不起眼的橘皮，正是良药"陈皮"的来源。

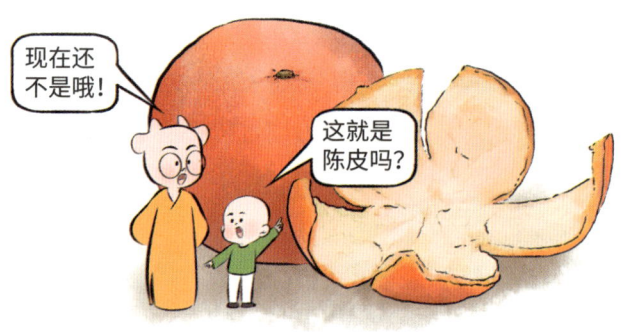

陈皮，是由经过处理陈化的橘皮制成，"一两陈皮一两金"，它也是公认的养生"宝"。

第一，陈皮能调节身体的气。气滞的感觉，想必大家都不陌生。有的气降不下去，胸口、肚子胀得难受；有的气跑错了地方，总是让人忍不住打嗝。陈皮作为理气药，能让五脏六腑的气都到正确的位置。

第二，陈皮能烘干体内的湿气。湿气重的人体型不算胖，但肚子却大大的，这都是湿气聚集在中焦脾胃的表现。陈皮是温性食材，能燥湿，可以像烘干机一样把体内的水湿烘干，再通过其理气的能力，把身体的死水变成活水，把身体的浊物通通给排掉。

人到中年，凡是跟"气"和"湿"有关的小毛病或多或少都沾一点，如胀气、痰湿、脾胃不和等，适时使用陈皮往往能起到很好的效果，"气顺湿除，则百病散"。

陈皮虽好，但也需要正确使用，否则可能会伤身。

补气血、排浊气，喝陈皮大米粥

单单用一味陈皮泡水，偶尔喝一次是没有问题的。但如果长期喝、大量喝，陈皮行气的力度过强，反而会伤气、耗气，越喝越觉得气虚，身体也感觉更加乏力，对孩子、老人以及气血虚弱的人来说尤其不适合。

习惯了通过陈皮泡水来养生的人，可以尝试另一种吃法：熬陈皮大米粥。刚出锅的大米粥热乎乎的，热本身就是一种阳气的力量，可以化解秋冬的阴寒。陈皮用量为 3 ～ 10 克（根据米量调整），这样既不会妨碍大米补益中气的能力，气虚的人喝了也能得到补益。

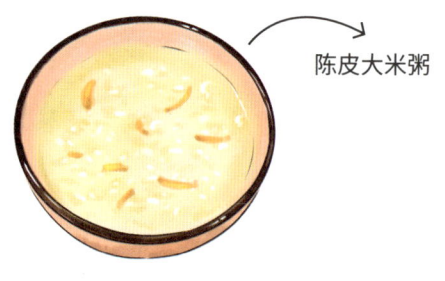

陈皮大米粥

而且陈皮有一个特点："同补药则补，泻药则泻，升药则升，降药则降。"陈皮就像一个忠臣，你说要往东，它绝不往西，并且还能增强其他成分的功效，就像给你的马儿配上马鞍，助你奔跑得更快。

大米的作用在于"补"，直接入阳明胃经，这是一条多气多血的经脉，能提升气血的生成能力，陈皮的加入让这种效果直接翻倍，补而不滞，身体气血充足后，手脚这些四肢末端也能有气血到达，整个秋冬都会温暖无比。这种方法最适合秋冬气血不足、手脚冰冷、每天久坐办公室无法运动的人。

经常感到腹胀，好像肚子里像有气排不出，或者吃一点东西就肚子胀的人，更适合经常食用陈皮大米粥，以帮助排出肠道里的浊气。气顺了，身体通了，抵抗力自然增强，冬天也不容易感冒。

感冒找陈皮，驱寒化痰调理好

陈皮味苦辛，性温。辛味和苦味可以燥湿，温可以散寒，因此陈皮主要用于调理寒湿痰。

秋冬季节感冒后的痰大多是寒湿痰，质地稀，颜色白，有些能咳出来，可以直接观察到；有些则咳不出来，只能通过看舌苔等方法综合判断。如果舌苔呈现薄白苔的状态，喜欢喝热水，身体怕冷、怕风，基本可以判断是受了风寒，此时使用陈皮是比较合适的。

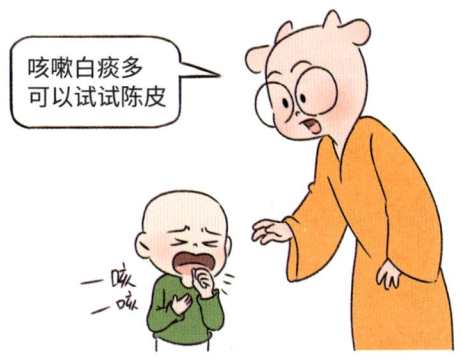

风寒前期可以饮用葱姜陈皮水。

风寒侵入身体，一般先从皮毛开始，逐渐深入身体的经脉之中。驱赶风寒湿邪需要从内到外进行。陈皮的行气力量很强，它能深入中下焦、经脉处，把邪气驱赶出来；葱白和姜丝则主要起到的是解表作用。我们得风寒感冒的时候，身体不会自行发汗，毛孔处于紧闭状态，葱白和姜丝能够帮助身体把毛孔打开，使邪气得以顺畅排出。

葱姜陈皮水

材料：3片生姜，3根带根须的葱白，1小块陈皮。

步骤：

1. 先煮陈皮，待水煮沸后，下入葱白和姜丝，煮3分钟后即可起锅。

2. 趁热饮用，葱白和葱须可以一起食用。

注意事项：葱姜陈皮水在刚开始有风寒症状的时候使用效果最好：如运动后出汗，可以喝一碗作为预防；受了凉风，有点打喷嚏，有点上涌的稀薄白痰，应尽快饮用，以避免寒湿入里。

如果喝得不及时，发现已有嗓子疼、舌苔薄黄、黄痰、身体发热等症状时，请勿使用此方，建议面诊医生。

感冒痊愈后，如果仍有少许难以化掉的白痰，可以尝试熬一份陈皮萝卜山药水饮用。

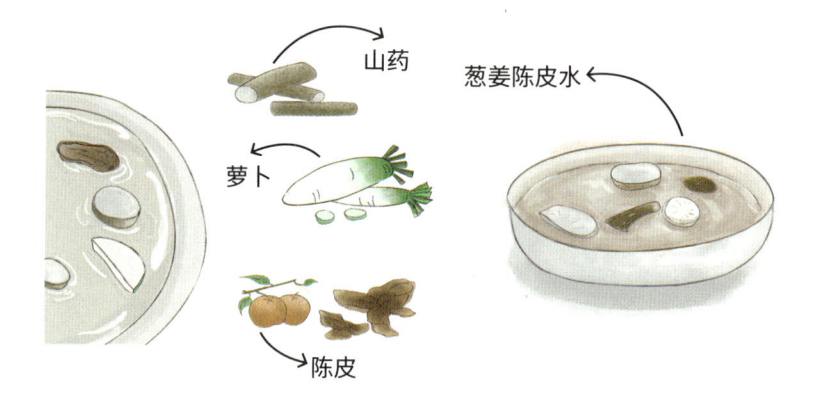

山药

萝卜

陈皮

葱姜陈皮水

陈皮负责驱寒、化痰，萝卜负责消积食、通气，避免挡住邪气的出路。两者组合，一个温燥，一个凉润，使得萝卜陈皮水变得中性平和。

单有这两种食材，已经可以达到散寒化痰的效果，但还缺一份排邪的动力。因此，我们要再加入既能补气又能健脾的山药，让虚弱的身体有足够的"正气"，以便更快、更彻底地排除邪气，不留后患。即使是能吃辅食的孩子也可以喝这种汤，吃着吃着，痰没了，因为生病造成的脾胃虚弱也能被山药补回来。

陈皮萝卜山药水

材料：1 根铁棍山药，100 克白萝卜，5～10 克陈皮。

步骤：

1. 一根山药去皮后切块，备用。

2. 白萝卜洗干净，带皮切片（萝卜皮的下气、化痰作用强过萝卜肉）。

3. 将所有食材一同放入锅中，加水煮 20 分钟。

4. 过滤食材，待水温适宜时即可饮用，分三次喝完。

陈皮用对，只要合理搭配

无论是陈皮大米粥还是陈皮萝卜山药水，陈皮要想用得好，只需注意两点：一是用量，二是配伍。

如果长期食用，用量不宜过多，不管做汤还是做菜，饮茶还是泡脚，每次 3 ～ 10 克就可以，用量过多容易耗气；陈皮可以理气，在配伍上应该加入一些能够补气的食材，以起到平衡的作用；由于陈皮性温，对阴虚、容易口渴或有内热的人来说，可以先不吃，或者搭配一些滋阴生津的食材。

了解陈皮的用法后，我们可以自行进行合理的食材搭配。比如，秋冬怕冷，不想运动，但又想排身体浊物、减肥的人，就可以选择吃陈皮苹果山楂水。

苹果，"主补中焦诸不足气""炖膏食之生津"。山楂，"化饮食，消肉积"。苹果虽然是一种水果，但是性味平和，煮熟后适合大多数体质食用。关键的是它能补气和补津液。在进行运动、泡脚或食用祛湿食材的时候，身体的津液和气也会随之流失，人们总觉得内里干燥口渴。陈皮祛痰湿，山楂消积食，苹果补气补津液，补消之间，维持身体充足的能量。每天喝一点陈皮苹果山楂水，可以清洁肠胃，排出身体里的浊物和浊气，补回干净的水分，有助于减少腹部脂肪堆积，告别小肚腩。

陈皮苹果山楂水

材料：陈皮 1/3 朵，苹果半个，山楂干 2 ～ 4 片。

步骤：将所有材料放入水中煮，可以根据个人口味适量添加冰糖，煮好后直接喝，里面的材料不必食用。

冬天吃得比较多，体内难免积热，饭后或者日常饮用这款排浊的汤水，喝完后身体暖暖的，痰湿减少，身体轻松，精力充沛，脸色也会变得更加红润。

027

在家怎么制作陈皮

优质的陈皮药用价值较高，我们平时用作食疗时可以选择自制。

陈皮，"三分看皮，七分看陈"。如果我们希望陈皮的效果好一些，可以选择特定品种的橘子，如广东的茶枝柑、温州的蜜柑、四川的红橘、福州的福橘等。如果手边没有这些品种，普通的橘子也可以使用，但不能选用没有成熟的青皮橘子（制作出来的是青皮）。

陈皮的"陈"，是以年为单位来计算的，只晒三五天并不算陈皮，至少要晒一年以上才好。

鲜橘皮用手挤压时会有刺激性的汁液迸出，千万不要溅到眼睛里，这种刺激性的物质让它的使用范围受限，价值低，还可能含有化学制剂。而经过处理的陈皮可以很好地规避上述问题，经过发酵也会让其具有更多的药用价值，性质平和，易于搭配。

自制陈皮

步骤：

1. 洗皮：将橘皮用淘米水浸泡半天，再进行冲洗，可以去掉橘子皮上的果蜡等。

2. 晾晒：放到阳光下晾晒（避免暴晒），自然风干或者阴干。

3. 软化：将风干的橘皮放入玻璃瓶中保存，让其自然陈化，太阳晴朗时，每隔几个月拿出来晒一晒，以避免长霉长虫。

4. 干燥：等到完全干燥后即可使用。

如果等不及，可以直接购买陈皮，享受陈皮带来的好处，无论是炖汤、做菜还是制作点心都很合适。不过需要注意，正在服药期间的人、孕妇以及患有热性咳嗽的人不要吃陈皮。

痰湿体质，避开 4 种食物，减轻脾胃负担

如果说健康的人体内流淌着一条条清澈奔腾的河流，那痰湿体质的人体内则仿佛布满了发绿发臭的污水沟。水在身体里是流动的，无论是好的还是坏的都会流动。痰湿也会流到身体各个部位，引发各种问题。

痰湿在脾胃：会引起反酸、胃灼热。这是因为痰湿把"坏水"堵上来了。

痰湿在肝胆：既优柔寡断，又脾气暴躁。胆主决断，痰湿阻胆，让人遇事瞻前顾后，难以作出决定。而肝主疏泄，痰湿阻滞肝气的疏泄，导致情绪不稳定。俗话说肝胆相照，这两种情况在很多时候都是同时存在的。

痰湿在肺：会导致流鼻血、鼻炎、皮肤过敏。肺开窍于鼻，主皮毛，肺部问题容易反应在鼻子和皮肤上。

痰湿在心：会导致舌头生疮、溃疡。心开窍于舌，痰湿阻塞心窍，蕴积化热。

痰湿在肾：容易导致耳鸣。因为耳为肾窍，"痰阻肾窍，清窍蒙浊"。

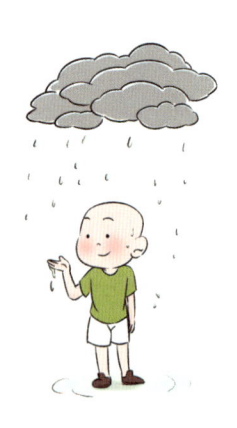

身体的很多疾病，都与痰湿有关

学会自辨痰湿体质

以下5条中，如果有4条相符，基本可以判定为"痰湿体质"。

看肥胖：痰湿体质的人大多数比较胖。但这并不意味着瘦子就不可能是痰湿体质，痰湿瘦子的特点是局部肥胖，如腹部、臀部、腿部有脂肪堆积。

看痰：每天早上起床都要吐痰的人，多半是痰湿体质。有痰不一定是痰湿体质，但痰湿体质的人通常会有吐不完的痰。

看出油：头发容易出油，一天不洗就显得油腻，影响外观。脸油、背部出油都算。

看大便：大便黏腻，粘在马桶上，需要用刷子才能清理干净。在别人家做客的时候出现这样的情况会让人很尴尬。

看舌头：舌苔厚腻，无论是黄色还是白色，但一定是厚厚的一层，还伴随着口苦、口气。

痰湿体质具有"湿、肿、满"的特征。除了熬夜、久坐、缺乏运动等因素外，大部分人的痰湿体质主要是饮食不当造成的。脾为生痰之源，减轻脾胃负担，痰湿才会减少，否则痰湿会反复出现。控制饮食，吃对食物，才是迈出了调理痰湿体质最重要的一步。

痰湿体质不要吃这 4 种食物

生活中有一些容易生痰湿的食物，它们像是隐形的"生痰手"，需要我们特别留意。有句话说得好："汝之蜜糖，吾之砒霜。"有些食物对别人来说是美味，但对痰湿体质的人来说，就像是毒药一样。

第一种：红枣。
错误用法：直接生嚼。

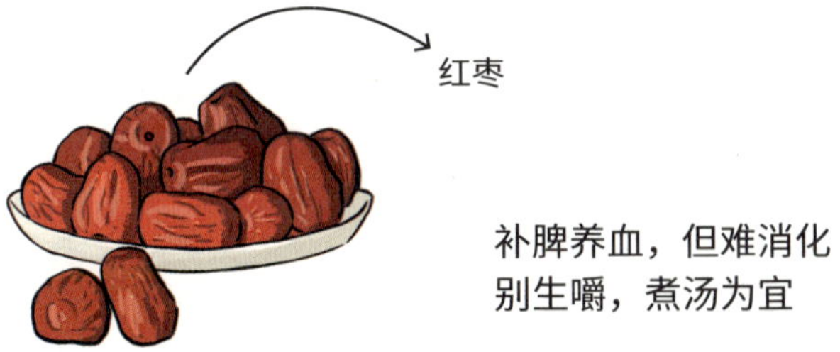

红枣

补脾养血，但难消化
别生嚼，煮汤为宜

正确用法：煮完之后，喝茶、喝汤。

红枣最正确的用法就是拿来煮，将红枣撕开煮，让肉露出来，煮好后喝茶或喝汤，但不吃枣肉。不仅痰湿体质的人应该避免直接嚼食红枣，实际上不建议任何体质的人直接嚼食红枣。因为红枣很难消化，非常容易加重痰湿。在中医的食疗和方子中，一般是不会让人直接食用红枣的，都是将其煮入方子中，饮汤药时弃掉枣肉。

红枣是吃进去什么样，嚼完后吐出来还是什么样，它只是被牙齿切碎了。这是"消"，但并没有"化"。红枣在口腔里不能化，在脾胃里也相差无几。我印象很深的是，吃了红枣后，排泄物中会带有枣皮。

用红枣煮汤水喝是一个双赢办法。不吃枣肉，只喝汤水，既规避了红枣难消化、滋腻的缺点，又保留了红枣补脾养血的优点。重点在于：只有能够被吸收的，才是真正的好东西。

第二种：绿茶。

家里的老人或者是爸爸，可能会更受益于这一条。

建议将绿茶替换成平性、温性的茶饮。

痰湿，从根源上讲还是阴寒。对抗阴寒的根本办法就是——温，即将其温化掉。清、下、泄、降这些，能救一时，不能救一世，是治标而不治本的。就痰湿的人而言，可以将绿茶替换成温性或者平性的茶，如红茶、黑茶或花茶等，每天换着喝是最好的。有个词叫"水滴石穿"，即便是再好的东西，如果长年累月食用，也会产生偏性。就像绿茶，虽然只是微寒，但对爱喝茶的人来说，几乎每天坐在办公室都会喝，长期下来可能会加重体内的湿气和阴寒。水喝多了，身体运化不了，就会形成湿、阴，加上绿茶比较寒，也是阴。"阳化气，阴成形"，长期喝绿茶会导致身体长久地处在一种寒凉、阻滞、缓慢的状态当中。

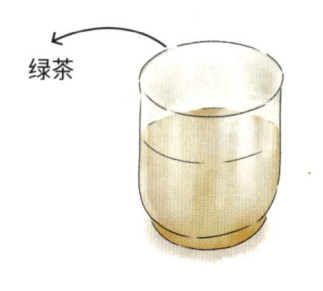

绿茶

清热生津，
但痰湿体质别常喝

痰湿会影响体质和代谢，随着时间的推移，痰湿会越来越多，积累得越来越久，可能会发展成结节、瘤，甚至是癌。冷茶不宜喝，浓茶也不宜喝，记住一句话："淡茶温饮最养人。"

第三种：西瓜。

痰湿体质的人最好不吃西瓜。如果实在要吃，遵循以下两点。

1. 减量、减次，每天吃是万万不可的。

2. 吃完后，可以喝一些姜枣茶减轻体内的湿气和阴寒。

西瓜可以说是夏天最解暑的水果之一了，而解暑的东西通常都是"寒凉之物"，西瓜更是如此。中医一直强调阳气是身体健康运行的关键。而阳气最大的敌人就是寒凉。

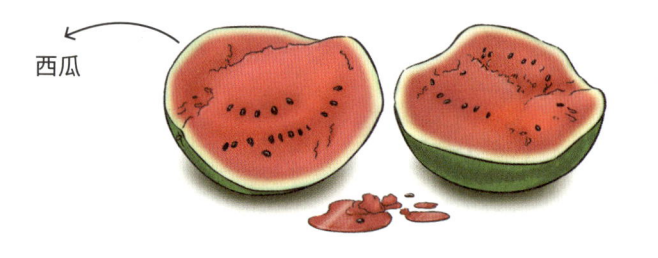

西瓜

贪凉等于是从根本上加重痰湿。可以把我们的脾胃想象成是一个小火炉。西瓜一吃进去，就相当于给炉子浇了一盆冰水，炉子里的火会被浇灭。脾胃的阳气也会被浇灭。缺少阳气的脾胃就像是进入了漫漫寒冬。此时的代谢、运化变慢，垃圾就会堆积，痰湿也会随之增加。

寒凉的西瓜相比前两种食物对痰湿体质的伤害更大，因为大部分痰湿还需要依靠脾胃来运化。

第四种：粽子。

糯米不好消化，应该是大家的共识。

《本草纲目》里形容糯米："若素有痰热风病，及脾病不能转输，食之最能发病成积。"

对于喜欢吃糯米这类黏糊糊的食物，但吃完又会感到不舒服的人，可以尝试以下两种方法。

①大蒜水：如果吃完感觉无法消化，可以喝一碗大蒜水。做法是将大蒜切碎后煮水，饮用一会儿后，腹胀会有所缓解。

②炒糯米：将糯米炒制后再用来包粽子，会更容易消化。就像是焦米（炒制过的大米）有助于消积食的原理。

035

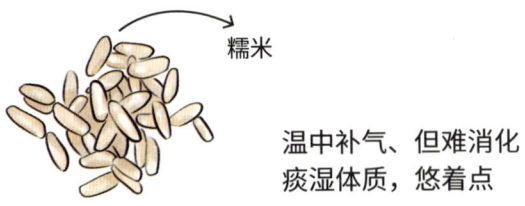

糯米

温中补气、但难消化
痰湿体质，悠着点

糯米和红枣一样，需要脾胃用力地、长时间地"揉搓"。所以，吃过之后饱腹感特别强，腹胀感会持续很久。脾主肌肉，而痰湿体质的人多脾虚，这意味着脾胃的肌肉力量会不足，也就难以有效地"揉搓"食物。有些人吃多了糯米制品会呕吐，这可以说是身体的一种自救反应。

血瘀体质，
对症调理气血通畅

　　说到血瘀，大家的第一印象是什么？我对身边的朋友进行了简单的提问，他们的回答多是"瘀血是积聚在体内出不来的血""瘀血是死血"等笼统、书面描述，既不了解血瘀形成的原理，更不清楚该如何进行调理，以及自己是否属于血瘀体质。

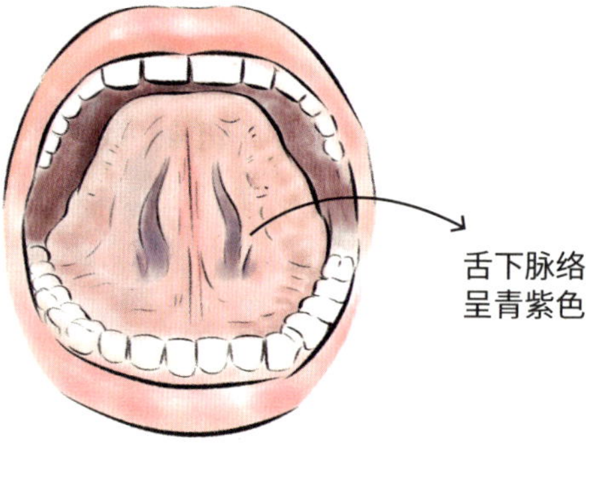

舌下脉络
呈青紫色

其实，要判断是否为血瘀体质，主要可以通过以下两点进行观察。

1. 观察舌头上是否有紫色瘀点，舌下脉络是否呈青紫色。

2. 观察眼眶周围是否有青黑色，是否容易长斑，口唇是否发黑，皮肤是否沉暗，以及身体是否会莫名出现青紫的现象。

如果符合上述特征，那基本可以确定是血瘀体质了。

血瘀体质的人，如果可以让体内的气血通畅起来，衰老和疾病的发生将会延缓。

血瘀体质的 5 种类型

血瘀体质是指人体脏腑功能失调时，容易出现体内血液运行不畅或体内出血不能消散而成瘀血内阻的体质。

在中医看来，血瘀体质一般分为 5 种类型：气虚型、气滞型、血虚型、凝寒型以及积热型。接下来，我们将针对不同类型的血瘀体质给出相应的调理思路。

1. 气虚型血瘀：懒懒的，不爱动

"气为血之帅。"气不足，则没有足够的动力推动血液的运行，血液运行受阻，停在哪里就在哪里产生瘀血。

气虚的人通常表现：不爱动，动不久，懒得说话，能坐着绝不站着，能躺着绝不坐着。

养护方法应当侧重于补气，平时可以艾灸或按摩关元穴、气海穴以及足三里穴来培补元气，每次艾灸或按摩 20 分钟，按

摩腹部应以透热为度。

具体位置：

关元穴位于脐下 3 寸（约 4 指并拢）的地方。

气海穴位于脐下 1.5 寸，即两指并拢的距离。

足三里穴位于小腿外侧，犊鼻穴下 3 寸，胫骨前嵴旁开一横指，犊鼻与解溪的连线上。简易取穴法可采取坐位，手掌虎口朝下贴合膝盖，其余四指自然放松，中指指示处的凹陷即为足三里穴。

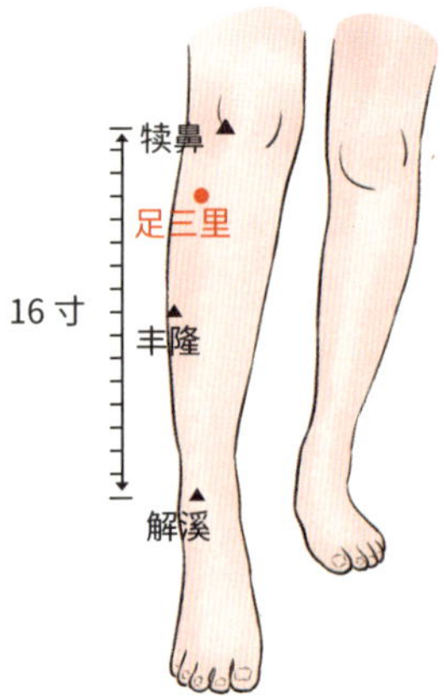

2. 气滞型血瘀：容易急，容易郁

气滞是指外邪堵塞在身体里或者情志郁结所造成的气机阻滞，影响了血液的正常运行，从而导致瘀血的形成。

文学作品中有时会描述"我胸中好像堵了一口气，咽不下吐不出"，这就是典型的气滞现象。具体来说，就像早晚高峰的

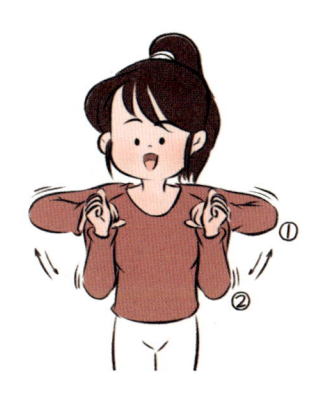

马路，前面的车辆动起来后面才能缓慢移动，如果前面无法行进，那么后面也如一潭死水。

气滞者，最典型的表现是情志异常，要么容易急躁，要么默默流泪，常常叹气，对任何事情都提不起兴趣；胁肋部或是乳房疼痛。如果发现自己有这种情况，应当采取行气的方法，平时可以多做一些促进气流通畅的运动，如"小公鸡运动"。最重要的是，常怀一颗感恩的心来看待这个世界，如果被石头绊一下，不该脱口而出"真倒霉"，而要想"幸好没有摔伤，谢谢小石头提醒"。常常抱着积极的心态面对生活，生活也将反馈美好的一面。

"小公鸡运动"做法：

将双手手臂弯曲，抬高置于胸部，拳头相对，像鸟类展翅一样，手肘碰击处即为章门穴，是肝经腧穴，也是五脏气血会合之处。

代茶饮推荐：黄芪、陈皮、玫瑰各10克，佛手5克，煮水500毫升，常饮。

3. 血虚型血瘀：经期血少，面色白

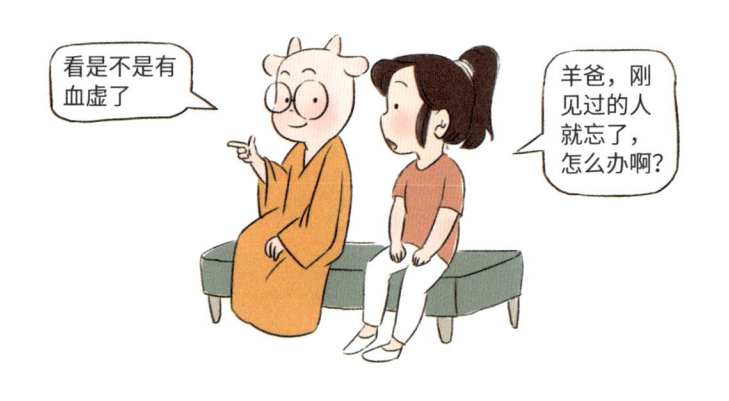

大家可能会有疑问，为什么血虚也会成瘀呢？血虚不是血少吗？要知道瘀血不单单会因为过多运行不畅导致瘀堵，也会因为血流量的减少导致血管里的各种垃圾无法被带走。

血虚的人，以面色苍白、眩晕失眠为主要表现，女性常可表现为经期血少、经行唇白。推荐艾灸血海穴、三阴交穴，每次灸 20 分钟。

具体位置：

血海位于大腿内侧，髌骨内缘上 2 寸的位置，在股四头肌隆起的位置上。简易取穴法采取坐位，手掌虎口朝上贴合膝盖，其余四指放松，大拇指指示处即为血海。

三阴交穴位于小腿部内踝尖上 3 寸（4 指并拢取穴）胫骨后缘。

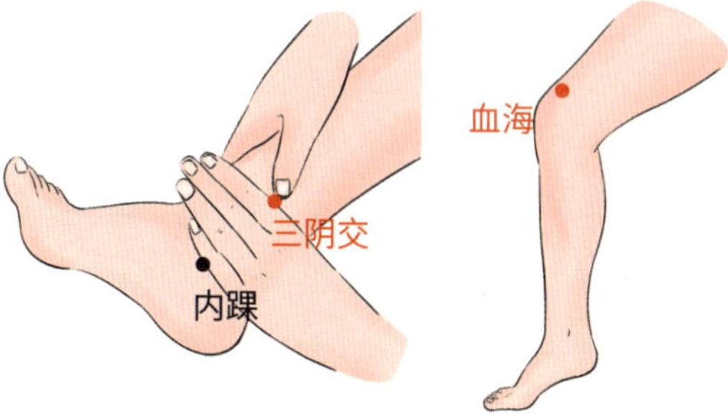

血海

三阴交

内踝

食疗推荐大家耳熟能详的五红汤，我们知道五红汤可以补血养血，对于血虚引起的瘀滞最合适不过。

五红汤

材料：赤小豆一小把、红糖适量、去核红枣8颗、枸杞15克、红皮花生30克，血瘀体质可加山楂10克。

做法：花生和赤小豆提前浸泡2小时，其他食材洗净放入锅中，煮30分钟，最后加入枸杞红糖再煮10分钟即可。

4. 凝寒型血瘀：四肢冰凉，爱喝热水

"血得温则行，得寒则凝。"在外感寒邪时或者对本身就是阴寒内盛的人来说，一方面会因为寒邪入侵体内而导致阳气受损，从而导致血运不畅，形成瘀血；另一方面会让血脉收引，加重瘀血的形成。

现在很多年轻女性喜欢露脚踝或者是穿露脐装，其实这样

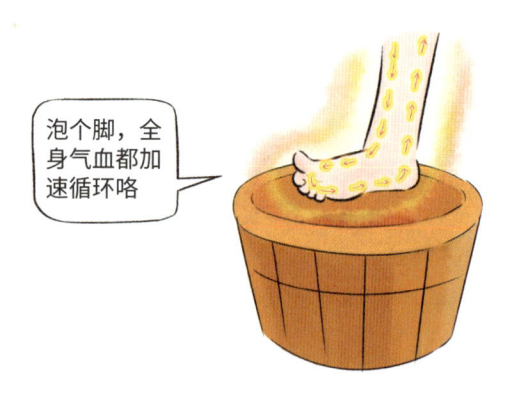

做是在给"邪"留门路。脚踝处有我们的三阴交穴，三阴交穴交会的是肝脾肾三条经脉，如果不保护好此处，岂不是给邪贼留了三条大道？而露脐装露的部位又正好是我们的带脉，带脉横向环绕一圈，掌管女性的经行带下以及胎产，如果此处有寒又不能及时驱除，怎么可能不会出现痛经呢？

泡个脚，全身气血都加速循环咯

体内有寒的人以怕冷、四肢冰凉、爱饮热水为主要特点。平时可以多用生姜艾叶泡脚，泡脚时间注意控制在15分钟以内，以微微汗出为佳。

5. 积热型血瘀：口干口渴，手心热

"血犹舟也，津液水也，水津充沛，舟得以行。"这句话说的是人体的血液犹如小船，津液如同船下的水流。水能承载起小船，那么小船才可以行进向前。如果热邪将体内的津液灼烧干了，血液也走不远了，停留在身体某处，就会成为一摊瘀血。

外感热邪（如一些风热感冒），反映出来的是咽干咽痛；阴虚造成的身体内热，反映出来的是夜间大量汗出以及五心烦热，

这两者对外给出的需求都有饮水，这就是体内发出的信号——水要烧干啦，快再续一点！

有积热的人，可用合谷穴、太冲穴、曲池穴、血海穴、三阴交穴，在此处按揉或刮痧能起到清热作用。

具体位置：

合谷位于手背，第二掌骨桡侧的中点处，也就是虎口的位置。太冲穴位于足背，大脚趾和二脚趾之间的后方凹陷处。

这两组穴位组合也就是我们常说的"开四关"，每天按揉10～15分钟，平衡体内阴阳，热者可起到清热滋阴之效。

曲池穴位于肘区，曲肘取穴，在尺泽与肱骨外上髁连线中点的凹陷处。用刮痧板对曲池穴进行由上到下的刮拭，以局部皮肤潮红为度，刮拭3～5分钟即可。

注：本文提到的所有方法不建议孕妇和生理期女性使用。

中年女性补气血，
吃药不如早睡

最近遇到朋友咨询：中年女性如何补气血？我答道：首先要养好脾胃，因为脾胃是气血生化之源；其次不生气，因为生气伤肝，容易导致肝木克脾土；还有最后一条，就是早睡。

谁知一提到早睡，立即引发了另外几位朋友的共鸣。一位朋友说：我平时用电脑多，自从减少熬夜，眼睛干涩的症状好多了，感觉眼睛变亮了，看东西也更清楚了。还有一位说：我以前每晚都是11点才睡觉，现在提早1小时，改为10点休息，被同事夸皮肤变好了。

更有人发出深度感慨：睡觉真的是大补，能救命。

反过来看，由于熬夜而引发的意外，在现实中屡见不鲜。很多人都在寻找补气血的方法，熬夜消耗气血，而早睡减少消耗，就是对人体最大的补益。

早睡好处多，养肝血又养心

早睡后的一个明显变化——眼睛变亮了。

中医理论认为，肝开窍于目，晚上不睡觉的人长时间盯着电脑或手机屏幕，会消耗肝血，血少了，眼睛得不到充分的滋润和濡养，会出现干涩、疼痛，视力模糊，甚至发展为干眼症。卧床休息时血液回归肝脏，而肝脏负责藏血，因此早睡有助于滋养肝血。人在躺下，尤其是在睡眠状态下，进入肝脏的血流量是站立时的 7 倍，增加的肝脏血流量有助于提升肝细胞的功能。

之前有一位朋友患上了肝炎。她在医院住了半个月，虽然用药不多，但睡眠时间显著增加，同时减少了操心劳碌，减少了气血耗散，因此她的肝炎得到了明显好转。

早睡后的另一个明显变化——皮肤变好了。

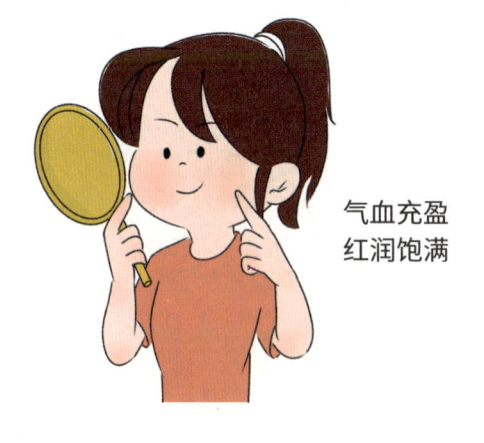

气血充盈
红润饱满

长期熬夜、气血不足的人，往往会导致各脏器所分配的血液减少，特别是当心脏缺血、功能下降时，容易出现面色苍白或萎黄、皮肤干燥等现象。

心主血脉，其华在面，心脏负责将血液泵送到身体各处，观察有些熬夜的人，因为血少，舌头往往是淡色的，手脚多数是凉的，面色和嘴唇也常常是白的。这类人如果晚上早点睡觉，并拥有高质量的睡眠，就相当于每天给身体"存钱"、补气血，持续一段时间后，早上醒来时看到的一定是脸色红润、闪着光泽的全新的自己。

为什么你做不到早睡

做不到早睡的原因大概有以下两种。

1. 晚上事情多

对一部分人来说，白天忙于工作，晚上回家还要做家务、照顾孩子等，各项事务都安顿好，剩下的一点时间才是属于自己。有人需要学习，有人看看手机，等到躺下睡觉时，确实已经很晚了。遇到这种情况，一方面是合理调整安排，协同家人一起，合力缩减晚上的事务，争取全家人都比以前早睡。开始的时候，哪怕只是提前半小时上床，也是一种进步，也会有所获益。另一方面，晚上做完事情就早睡，暂时不学习，因为早睡的结果是早醒，如此就可以利用第二天早上的时间来学习充电，既顺应了自然的节律，又提高了学习效率。

有一些践行早睡的朋友，他们甚至能在早上站桩1小时，

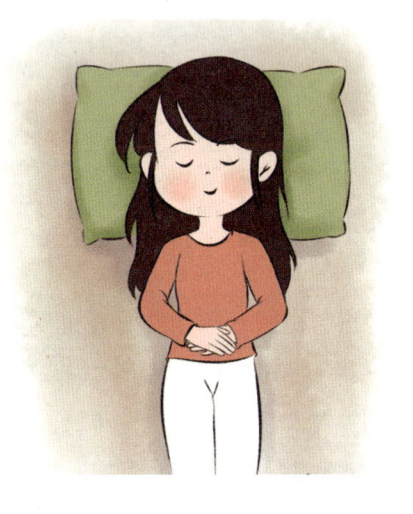

还有的人可以从容不迫地艾灸半小时，然后换衣服去上班。这里面，有女性，也有男性。

2. 放不下手机

有朋友分享过早睡的经验，就是把手机放在手够不到、离床远一点的地方，这样睡在暖暖的被窝里，一想到还要起来、下床走几步，才能拿到手机，也就作罢了。还有的朋友，早睡的决心更大，晚上睡觉把手机放在卧室外面的房间，这样就做到了主动隔离，杜绝诱惑，安心休息。

当然，即便知道这两个方法，也不一定都能够付诸实践。

最主要的是，对人生要有规划，需要有自己热爱并乐于投入其中的事情，当这些事情成为生活的重心与主导时，使用手机的行为自然就会退居其次，不再形成依赖。

漫画家蔡志忠曾说："在我们整个 1000 平方米的工作室里，只有我一个人在工作，我很享受孤独，专注于自己最热切想完成的事。只要找到自己真正喜爱的事情，就不会再沉迷于玩手机。"早睡看似不起眼，既不需要花钱吃药，也不需要费力运动，但它恰恰是最简单有效的补气血方法，其好处不仅是眼睛变亮、肤色变好，而是整体免疫力的提高。

有一位朋友，她经常说自己要早睡早起，但始终未能坚持，直到疫情期间，她的身体出现了不适且难以缓解，这才促使她改掉了晚睡的习惯，将睡觉的时间提前了两个小时。现在的她非常开心，并在朋友圈上分享道："因为开始早睡，我的鼻炎都有所缓解，哪怕是和猫在一起，我也不会那么容易过敏了！"

由此可见，做好一件恰当的事，其能量足以推动数件事。而早睡，正是这样一件恰当的事。

多吃"化痰"蔬菜，
少痰湿、少生病

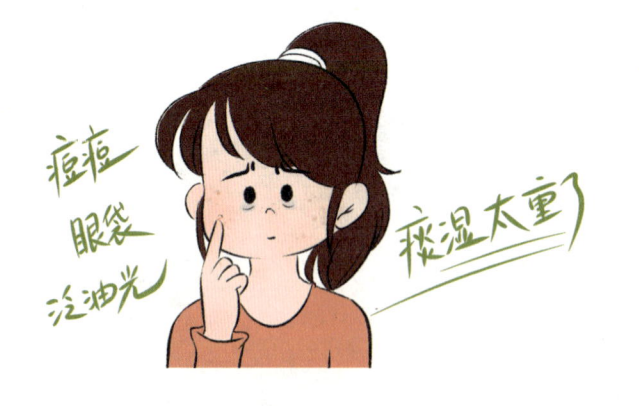

　　最近与一位朋友见面时，我发现她美丽的脸上冒了好几个痘痘。她也注意到我的目光，并解释说，入冬应该多吃肉嘛，所以她在过节时吃了一顿羊肉，脸上的痘痘就收不住了。我观察到，除了痘痘之外，她的脸上油脂分泌旺盛，眼袋也比较明显。这些迹象表明，她体内积累了较多的痰湿和代谢废物。

我告诉她，身体痰湿过重了，大鱼大肉"补"进身体里，痰湿和代谢废物一下子就会"涌"到脸上。

有痰湿的人，入冬食补三大禁忌

1. 忌"逢补必肉"

"进补"并不意味着一定要吃多么名贵的食材，而是要顺应天地之象，适当地补益身体。盲目吃热量高、难消化的东西，是"好心帮倒忙"。更高级的进补原则在于：补养的方式多种多样，并非仅限于饮食。体寒的人，贴个暖宝宝也是补；气血差的人，睡觉也是补；痰湿导致身体困倦的人，走路也是补。

2. 忌"重进轻出"

真正的补虚、改善体质，都不是一口气吃成个胖子，都要坚持一段时间才能看到变化。

更重要的进补原则：吃一点儿就够了。

3. 忌"盲目进补"

真正的虚才需要补。而且一定要在身体通畅的情况下才能补，否则越补越弱、越补越堵。一定要会的进补方法——以通为补。

吃萝卜，化痰清垃圾少生病

萝卜不仅在《本草纲目》里收获了"好评"，在众多医书古籍里，都是如此："萝卜，熟者甘温。""消痰止咳，温中补不足。""下气和中，补脾运食，生津液，御风寒。""泽胎养血，百病皆宜。四季有之。"

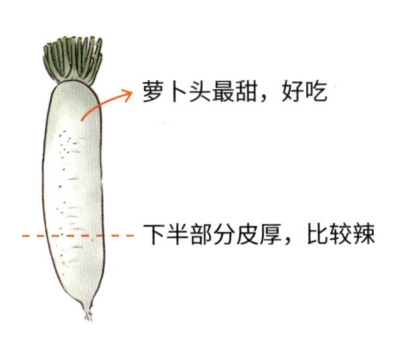

萝卜头最甜，好吃

下半部分皮厚，比较辣

以下四类人要常吃萝卜，在春节前要吃，有痰湿、反复生病的人尤其要吃。

1. 有"炎症"，痰湿重的人，要吃萝卜

炎症、痰湿这些问题，在中医看来，是身体和外邪斗争的结果。咳嗽、发烧、疼痛，就是它们在身体里反复"亮灯"提醒我们。

2. 有痰，还咳不出来的人，也适合吃萝卜

排痰是一种办法，化痰也是一种办法。当"痰"从上面排不出去的时候，我们也能从下面找到办法。萝卜"消痰止咳"，便承担了这个任务。

3. 反复生病，反复感染，病不断根的人，也能吃萝卜

我觉得生物最神奇的地方既不是繁衍，也不是进化，而是"自愈"。反复生病，代表身体自愈功能受损了。要想修复，除了让身体变得"强壮"之外，通过饮食让身体变得干净，更是自愈的重要一环。

4.饭吃多了，面吃多了，酒喝多了，肉吃多了

萝卜能化、能消、能导，能救脾胃的"急"。大鱼大肉搭配一碗萝卜汤，心满足了。这样一来，既满足了胃，健康也满足了。

清身萝卜汤，行气化痰

在中医里，有一个词叫"咸可软坚"。大雪之后，不用别的，而是用盐来化雪清路，背后就是这个原理。

萝卜汤起作用的秘密在于那不可缺的1小勺盐，没了这一点盐，化痰清瘀的效果会大打折扣。

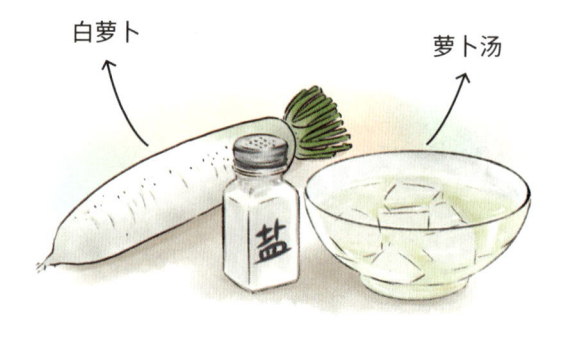

盐只需要一点点，恰当才健康

在萝卜汤里加盐，可以使萝卜煮得更软烂，化痰清瘀的效果也会更好。整个冬天慢慢吃下来，日积月累，可以很大程度上帮助身体化痰饮、修复脾肺功能。

"清身"萝卜汤

材料：1根白萝卜、一点盐、一些水。

步骤：

1. 萝卜洗净去皮，切片、切块都可以。

2. 水、盐、萝卜一起下锅。

3. 水要没过萝卜，盐只需要一点点。

4. 煮到萝卜能用筷子轻松夹烂即可。

5. 萝卜和汤都吃。

功效：化痰湿，补脾肺，去垃圾。

频次：

平时吃得清淡的朋友，一周两次，调理身体就够了。

平时经常吃大鱼大肉的朋友，一周不超过4次，当然也要尽力做到饮食清淡。

萝卜"百病皆宜"，但气虚之人别常吃

"百病皆宜"，是《随息居饮食谱》里说的。但还是有一类人是不宜的：气虚之人。

萝卜补脾，也有下气的作用。气虚之人的气本就不足，更不可再"下"了。气虚，不宜以此作为食疗，日常正常饮食即可，刻意地一点都不吃也没有必要。除此之外，确实没有太多禁忌。孕妇、产后、病后都可以吃。清理身体的痰湿与垃圾，

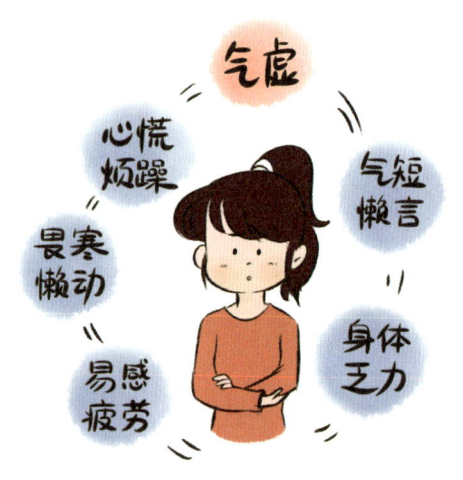

帮助身体修复、自愈。很多痰饮导致的慢性病也会得到一定的改善。

近期再和朋友见面，虽然她脸上还有一些痘印。但整个人看起来比之前清爽了许多，不再显得浮肿、油腻。

我问她萝卜汤的效果如何？她说最明显的改变就是肚子不胀了。肚子不胀意味着身体通畅了。无论是身体健康、事业发展还是家庭和谐，只要通畅了，一切都会变得顺利起来。看到她的变化，我真为她感到高兴，爱美又爱吃的她，正在逐渐找到自己的"舒适区"。

怕冷、手脚凉，
艾灸改善体寒症状

作为一个三十多年的体寒患者，小艾比一般人更怕冷。

北方初冬，当大家还穿大衣时，小艾就已经早早套上厚厚的羽绒服；初春时节，大家已经换上轻薄的外套，她却仍然穿着大棉袄；即便是美女们穿着露出纤细脚踝的裙子或裤子时，她还得穿上长筒袜、长裤，并要用袜子紧紧包裹住里层的秋裤才踏实。即使穿着如此厚重的衣服，她仍然觉得吹一点风就会全身发冷，脚脖处有凉风往里钻，从大腿、膝盖，再到小腿和脚都是凉的。每天晚上睡觉时，她的双脚都是冰凉的，要上床暖一会儿才能勉强回暖。最严重时，夜里两小时左右就要起床去一次厕所，晚上是万万不敢喝水的，经常无法连续睡眠。

小艾还有很严重的痛经问题，来例假的第一天她几乎无法起床，肚子痛、腰痛，整个腿像灌了铅一样沉重。怕风，怕冷，手、腿、脚冰凉，这是身体阳气不足的表现。当发展到腰痛、起夜，小便清长，基本上说明阳虚已经深入了下焦，肾的阳气

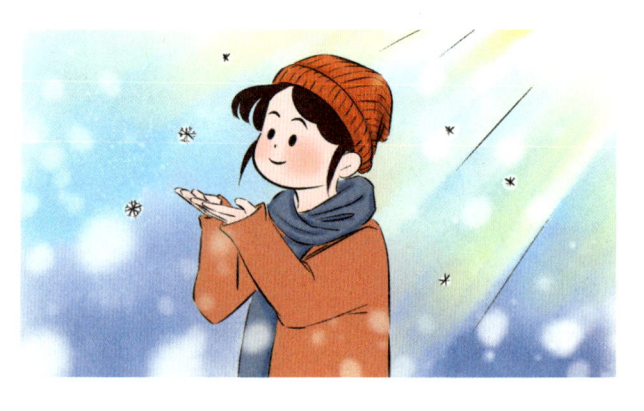

已经不足了。如果把阳气不足的程度分为十个等级，那么小艾的情况至少已经达到 6～7 级，属于中重度的阳虚了。但自从她学习了中医，并开始改变自己的生活方式后，她的身体状况逐年好转。

究竟是什么彻底改变了小艾三十多年的体寒和阳气不足呢？首先要知道阳气是如何流失的，再循序渐进地解决体寒的问题。

去体寒第一步：先知道自己阳气不足的缘由

小艾从小就是个体弱多病的孩子，每年冬天都离不开医生的照料。小时候常打屁股针，一打就是几年。抗生素相对偏寒凉，频繁使用给身体堆积了一些寒湿，损伤了阳气。随着家庭生活条件改善，家里买了冰箱，小艾一年四季都能吃到雪糕。每天放学回家，她总是先来一根奶油冰棍。这种寒凉的饮食习惯导致她脾胃的阳气更弱了。工作后，小艾延续了爱吃生冷食物的习惯，脾胃状况越来越弱。

后来离家上学住在学校，衣服都需要自己洗，冬天自来水管道的水透心凉。这些生活细节上的疏忽让本就体寒的小艾雪上加霜。

小艾还有熬夜的习惯。晚上十一点至凌晨一点是阴阳交接的重要时段，此时身体的阴气最盛，一阳初升，本应在这个时间段休息，但小艾却迟迟不睡，使得身体的阳气无法正常生发，进一步加重了体寒。

意识到这些问题之后，她开始改变自己的生活习惯。

首先改变的是喝水的方式，一定要喝温水，夏天45摄氏度，冬天55摄氏度，从不喝冰水。一年四季不吃冷饮，甚至凉菜也很少吃，水果也只是适量选择不太寒凉的品种，以保护脾胃的阳气。她常年穿袜子，即使是在三伏天也不会光脚穿鞋。寒从脚底起，保护好下焦的能量，不去损伤阳气。她也不会在早晨刚起床时就洗头。即使头发有些脏乱，出席重要的场合，也不会早起洗头。头为诸阳之首，早晨洗头，容易把初生的小火苗给浇灭。她努力保证早睡，尤其是秋冬季节，最晚在10点半前入睡。

做到这些，小艾首先是减少了影响自己体寒的外因。

去体寒第二步：艾灸处理积累多年的"陈寒"

艾灸也叫"地之阳"，通过艾灸特定的穴位，可以提升阳气。艾草是一种纯阳之物，特别擅长通经络、祛寒湿、补阳气。小艾每周会坚持艾灸1～2次，每次20～30分钟，已经坚持了近三年。第一年坚持艾灸下来，她的手慢慢变得温暖了，即使冬天不戴手套出门，手也是温热的。第二年，她的脚也不再怕冷了。

今年是她艾灸的第三个年头，痛经的问题已经彻底解决了。她现在可以和大多数人一样正常穿衣。生了二胎宝宝后，她还有个神奇的发现，当年生大宝后用母乳喂养，大宝的舌苔总是泛白，脾胃也虚寒。但今年二宝的舌苔几乎没有出现发白厚腻的情况，说明当小艾的身体暖和起来，体寒得到了改善，她的奶水也不再寒凉了。

这是从量变积累到质变的过程。通过调整生活方式并坚持艾灸，小艾陈年的体寒改善了，气血通畅，整个人的阳气也更为充足了。

日常调理体寒，小艾选择的是自己最容易操作的两个穴位：神阙穴和阳池穴。这两个穴位不需要别人帮忙，自己就能艾灸。日常在家可以选择手持悬灸的方法——用手拿着艾条直接对准穴位艾灸。无烟不成艾，无火不成灸。有火、有烟，是最传统的古法艾灸。

神阙穴位于人体的肚脐处，是人体任脉上的要穴。可谓牵一穴而动全身，艾灸神阙，可以补阳，温肾健脾，祛风除湿，温阳救逆，温通经络，调和气血。刚开始艾灸神阙的时候，只有肚脐周围感到暖，整个腿脚还是凉的。经过一段时间的艾灸后，身体开始发生变化，我们能明显感觉到艾灸的热量开始从肚子往下走，"热力"走到大腿，大腿就慢慢温暖起来。然后慢慢到膝盖，再缓缓延伸到小腿，最后艾的热力蔓延到脚。

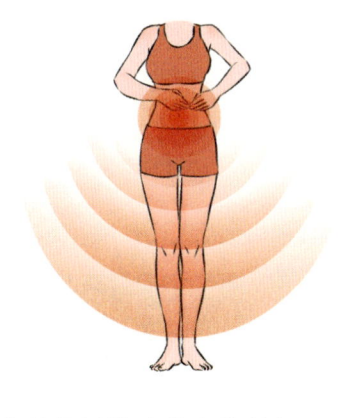

这其实就是艾的能量推动着身体的气血运行，用温暖的力量一点点化开原本的寒和滞，打通气血的循环，从而带动全身阳气的提升。这一过程需要耐心，不能急于求成，要慢慢感受能量的流动。

阳池穴，是手少阳三焦经的原穴，五行属火。它能通调三焦，生发阳气，沟通表里。因为穴位在手腕上，随手点燃一根艾条，坐下来就可以开始艾灸。

艾灸阳池穴，最明显的改善就是手开始变暖，手腕的僵痛冰凉感消失了。

阳池穴就像是阳气汇聚的池子，能够持续地提供能量，它能使手脚变得温暖；又像温泉能温经暖脉，它能使寒凝融化，冰凉散开。慢慢地，我们就能恢复到四肢温暖、气血通畅的状态。当自己的身体状态提升时，即使外界降温下雪，也有足够的能量抵御寒邪。

很多人刚开始艾灸的时候会有"上火"的感觉，感觉自己不是在艾灸，好像是在烤肉，每次艾灸后皮肤都被灸得红红的，艾灸时总以为艾条离穴位越近越热越好。其实艾灸应该以感觉到温和、温暖为宜，如果感觉到"烫"就不对了。优质的艾条能很好地渗透皮肤，艾灸时皮肤不红，但摸上去穴位是热的，这才是最好的状态。

如果新手艾灸担心上火，有三个办法可以帮助引火下行。

1. 艾灸的当天晚上，用热水泡脚。

2. 艾灸时，可以最后艾灸 5 分钟的涌泉穴。

3. 艾灸后，搓热双侧脚踝。

上热下寒易上火，
学会"下火"法

天冷时，朋友在家吃羊肉暖身。没想到吃完后，在右边上牙龈处起了一个花生米大小的泡。她明白这是因为羊肉性热，自己吃后身体一下子不适应，出现了上火的症状，于是她想到可以用肉桂粉加点植物油，捏成小饼贴在脚底涌泉上，以此来引火下行。但由于家中一时缺少肉桂粉，她又不想外出购买。这时，她想起曾经看过的一篇文章，提到腿上穿棉裤可以让体内的火气下降。于是她从衣柜里翻出几年未穿的棉裤穿上，然后躺到床上睡了一觉。醒来后，她用舌头舔上牙龈，发现那个鼓起的大泡已经瘪下去了。

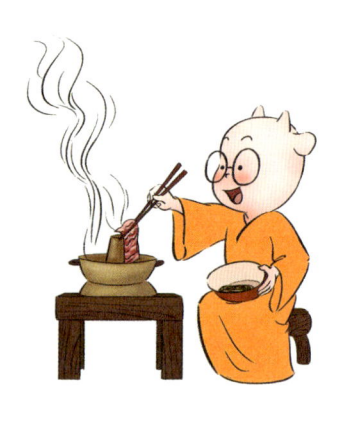

穿上棉裤，温暖让血液更流畅

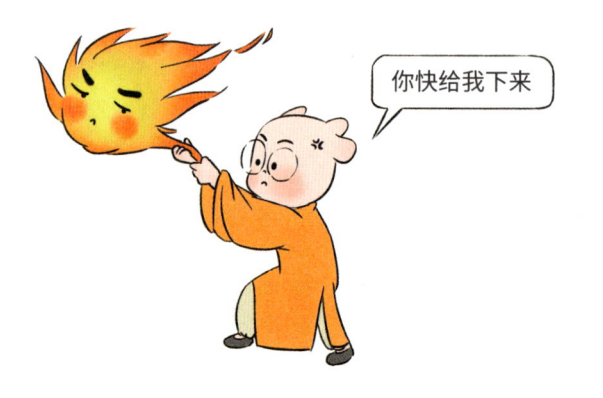

　　腿脚在不够暖和的情况下，人体中焦与下焦的气血是带有寒气的，甚至有些紧缩与凝滞。这使得吃羊肉带来的热气无法顺畅下行，反而向上反弹，在牙龈上起了一个泡。

你快给我下来

换上棉裤后，腿部变得更加暖和，中焦与下焦也随之回暖。体内的血液得温则行，顺畅地全身流动，整体气血也顺畅地上下交换、对流。于是上面多余的虚火自动下降，身体恢复了原有的平衡，泡泡也就瘪下去了。

腿上穿棉裤，除了能缓解口腔溃疡，还能有以下益处。

1. 改善胃寒，提高消化能力。

2. 让手脚不再冰凉，加快入睡速度。

3. 增加阳气，减轻鼻炎症状。

如何穿棉裤更健康

脸上长痘、口腔溃疡的人，上热下寒的人，胃寒、胃胀、胃痛的人，肾阳虚、夜尿多的人，这四类人都适合穿棉裤。

穿棉裤也并非越厚越好，在材质和尺寸的选择上，要注意以下几点。

1. 棉裤最好是棉花做的

棉花味甘、性温，本身就能给人体带来温暖、增补阳气。在生长过程中，棉花吸收了太阳的光照，既保暖又透气，还能够散发湿气。这是其他材质不具备的优点。

如果暂时没有棉花做的棉裤，也可以选择羽绒材质的，或者多加一条羊毛裤。最终的目的是让腿部保持温暖，直到手脚暖和、后背发热。

2. 穿高腰款式的更好

高腰款棉裤能护住后面的命门穴和肾俞穴，使下焦不受寒

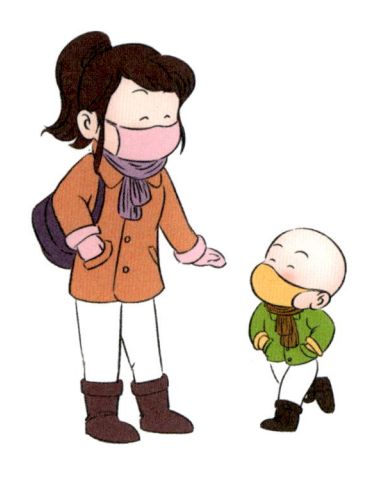

气的侵袭。有些高腰款式甚至高达胸部下方，可以直接护住胃部的中脘穴，使胃部更温暖，让中焦无阻滞。

3. 不要穿得太紧身

保持穿着松紧适度，在中间留有热气的保温层，这样比起紧紧地裹在腿上，会让人感觉更加暖和。

4. 腿上穿暖，脚上也要穿暖

可以穿鞋底适当厚一些的鞋子，减少地面凉气的传导。所谓寒从脚入，脚底有肾经的第一个穴位：涌泉穴。如果鞋底太薄，寒气直入肾经，首先损伤的是肾阳。

棉裤穿对，做好保暖，会越来越"美"

腿上穿暖的好处有很多，只是天冷气温低的时候，一般人都是上衣穿得厚厚的，而腿上则相对单薄，尤其对一些爱美的女性来说，她们更加注重腿部的苗条和纤细。

实际上，现在的棉裤并非像过去那样臃肿。随着现代服装制作技术的进步，棉裤的款式既修身合体又时尚保暖。一般用100克的棉花做成的棉裤在上海就可以很暖和地过冬；用200克棉花做成的棉裤，在外面套上一条滑雪裤，就算在北方滑雪也不会感到寒冷。

穿棉裤其实是一件简单易行的事情。有些人体验到它的好处后，就再也不愿穿其他裤子，于是接连买了几条，放在家里换着穿。还有的人发现它非常适合自己的需求，索性在日常生活中也经常穿棉裤。而这样做的结果是什么呢？分享一位小伙伴之前的所见与所闻：她去了一家艾灸馆，老板娘看起来很年轻。她说自己每天晚上睡觉时都会穿棉裤。

操心劳累，
一碗酪帮你气血双补

每到年底，很多人都会因为工作而变得忙碌，以至于不得不连续熬夜加班，这样第二天早上就很难起床。冬天本应是保养身体的季节，但我们有时却不得不消耗自己的气血和精力。为了让身体尽快恢复精力，可以尝试用两种充满元气的种子食材——花生和糯米，来做一份浓稠又香甜的酪，作为早餐之一。吃了两天以后，你就能感觉到早上精神多了。这道酪比牛奶豆浆更美味，喝完后肚里暖乎乎的，不仅适合孩子，也适合老人食用，比粥更容易消化，不会引起反酸。这碗酪的食材虽不算精贵，却能在各方面都给身体带来补益效果，非常适合身体虚弱的人。做一份这样的酪，全家老小都能享用。

很多时候身体的小亏损不需要大补特补，一碗花生糯米酪就能补好身体。花谢落土，感土气而成的果实，五行属土，能大厚脾胃。糯米，五谷之一，虽不常上饭桌，却是主食里最有补劲儿的。两个都是再平常不过的食材，又是粮食的种

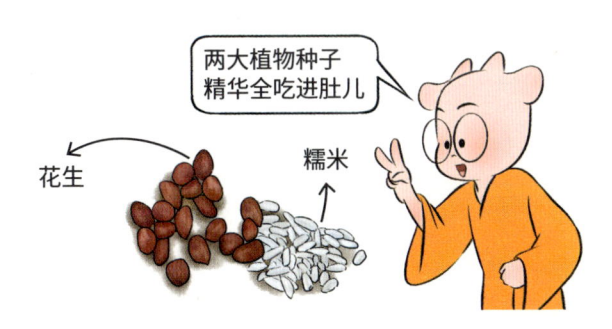

子，蓄满了来年春生的力量，做成的这碗酪，就是平和又养人的。

两大植物种子精华全吃进肚儿

花生

糯米

花生糯米酪，先吃"奶皮子"，再热乎乎地喝一大碗，我们的身体就可以"小得盈满"了，好处非常多。

小补气血值。脾胃是气血生化之源，脾气不足容易贫血。而花生"专入脾"，糯米"暖脾胃"，花生红衣又有养血止血的作用。把红皮花生和糯米放在一起，就成了小号的"回血包"，越吃气血越足，气色越好。

小补精气神。花生和糯米都是种子，徐文兵老师曾说过："只要有繁衍后代能力的种子，都有补益精气的作用"。花生被称为"植物肉"，富含优质蛋白质和钙，易于消化。吃完酪后，人们会感到精神焕发、头脑清明，这就是精气得到了补充。

小补脾胃值。《中国药膳学》记载："（花生）用于脾虚不运，反胃。（糯米）适宜脾胃虚寒泄泻。"花生糯米酪对于脾虚、消化不良、脾胃虚寒，甚至是吃东西反酸的人都比较友好。而且花生性平，糯米性温，阳虚的人也可以吃。

小补不上火。这一点非常重要，《圆运动的古中医学》里提及："糯米稠粥调花生油，不着盐不着糖，早晚饭后一碗，数日之后，阴生液旺。凡肝肾阴亏，上焦干涩……皆有显著功效。"

糯米打成粉或者煮成粥后，相比大米而言又滑又黏。中医认为，这种黏性物质就是津液本身，吃进去能滋润肠胃。花生是能榨油的种子，含油量很高，最能润燥滑肠，和胃养阴。所以这碗酪怎么吃都不会上火，反而能滋阴润燥。

以下人群都适合食用花生糯米酪。

1. 操心受累以及经期结束后需要补气血的女性，可以用来持续小补气血，不上火。

2. 熬夜加班、精力消耗大的工作者和学生，能让脑力、精力都充沛。

3. 阴虚、大便干结、容易上火的人，可以滋阴润燥。

4. 脾虚、容易反酸，容易积食，身材瘦弱的孩子和大人。

5. 阳虚、怕冷的人，喝完肚里暖暖的。

6. 上热下寒、中焦瘀堵的人，这个糊糊很好消化。

7. 素食养生的人也能得到充分的补益。

在很多小不足的节点上，特别推荐大家常吃这碗酪。比如，在三伏天，外热里寒想吃冷饮，又不想伤脾胃的时候；在隆冬腊月，需要驱寒保暖，又怕上火的时候；在"大寒"即将结束的时候。大寒过后15天就是立春了，立春阳气要升发，直接考验大家身体的藏精本钱。如果此前因为反常的气温，没有办法做到收藏；或者因为反复生病，身体没有能力做到收藏，都很适合借助大寒的冬藏之力，用花生和糯米，两大植物种子精华，把身体的方方面面都小补一下，养精蓄锐，为来年的春生储备能量。

069

花生糯米酪

材料：红皮花生：水：糯米 =10：6：3（先清洗再浸泡，使用浸泡过的水来熬制）。

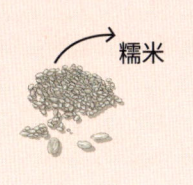

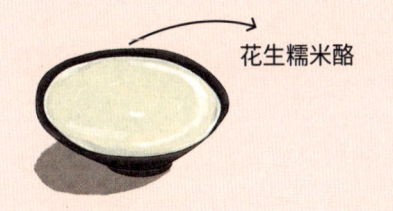

步骤：

1.不去除花生的花生红衣（有些做法是去除红衣的，这里保留红衣），与糯米一起浸泡 12 小时，然后打成豆浆一样的质感，水不够就加水继续打。

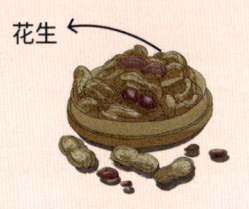

花生

糯米

2.过滤一遍以获得更顺滑的口感，因为有红衣，所以是偏粉色的。

3.大火烧开后加入适量的冰糖（不要过多），然后转小火熬至黏稠。

花生糯米酪

烧开后需要用勺子不停地搅，搅到有阻力且能挂勺时，就差不多完成了。

注：过滤后的渣可以做成花生糯米饼（咸口或甜口皆可，直接倒油两面煎熟）。

这里冰糖能补中焦，也有化痰的作用，正适合这个时节容易感冒，或者处于感冒恢复期的人。

疑问解答：

1. 为什么不去红衣？花生红衣具有很好的养血效果，因此这里不建议去除。

2. 一定要加冰糖吗？我做过一版不加冰糖的酪，也很好喝，花生的清甜味足够，适合口味清淡的人。而且不加冰糖也更适合痰湿体质。

冰糖能换成其他糖吗？不建议。一是冰糖可以维持酪的粉白色；二是冰糖相较于白糖有润肺清火的作用，更适合有内热的季节。

3. 花生需要先炸一下吗？花生炸过之后再打成浆会更香，喝起来口感更好。但是花生炒食容易上火，阴虚、有热证、容易上火的人不建议采用这种做法。

4. 如果一定要说禁忌，那全部是来自食材本身。

冰糖：不适合糖尿病人、痰湿重的人。这类人制作时不必加糖。

花生衣：不适合医生诊断有血瘀的人。这类人制作时去花生衣。

花生：不适合对花生过敏的人，以及不能吃花生的人。

糯米浆：不适合糯米过敏、湿热重的人，以及尿频的人。

除此之外，正在生病或吃了不舒服的人也不要食用；孕妇、产妇可根据自己的身体情况适当食用，或者遵医嘱食用；能吃辅食的孩子可以少加或不加冰糖食用。

失眠焦虑，
一碗汤滋阴养心清虚火

有一次流感盛行的时候，我也中招了。之后看似好了，却经历了长达一个月的失眠期：大多数夜晚毫无睡意，一直睁眼到天亮，有时还会出现半夜烦热、出汗的现象。开始几天倒还影响不大，时间一长，整个人变得恹恹的，做什么都提不起精神。也尝试过睡前按摩、静坐等方式，但都没办法改善失眠，整个人因此变得更加紧张焦虑。

一次偶然的机会，我发现了一个调理失眠的食疗方——鸡子黄汤（也可以叫作鸡蛋黄汤）。

在对照自己的舌象和症状后，我认为可以一试，没想到效果却出奇的好：连喝三天，晚上就有了困意；连喝一周后，已经能做到倒头就睡；连喝三周后，外界的干扰再也无法影响我的睡眠，甚至中午也可以很快入睡，睡醒后感觉身体充满了活力，精力充沛，幸福感油然而生。更让我惊喜的是，以前即使没有失眠，手机、电脑看多了也会难以入睡，大脑亢

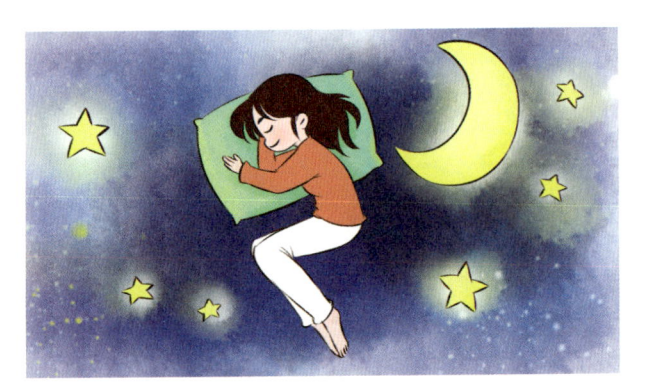

奋，很久都静不下来，而喝鸡子黄汤的日子里，哪怕有时睡前玩了手机，只要一躺下、闭眼，就能一觉到天亮，睡眠丝毫不受影响。

可以说，喝了鸡子黄汤后的这段时间，是我这几年来睡眠质量最好的时期了。

鸡子黄汤调理心阴虚失眠效果好

鸡子黄汤调理的是心阴虚的失眠，只要对症了，见效就特别快。中医认为，睡眠的本质是"神"的休息与苏醒，而"心主血脉，神以脉为舍"。心神不分家，当心阴不足时，就容易有失眠、五心烦热、出虚汗等症状。

当时我的心阴虚失眠可以从舌苔上看出来：

舌苔一般少苔或者无苔，提示身体阴液不足。

舌尖区域对应心肺，这里有芒刺，虽然不红，但也说明了心火比较旺。

舌头前段中间位置出现了些许裂纹，好比干涸的土地缺少水分裂开一样，这也是阴液不足的表现。

舌红五无苔或少苔　　芒刺　　　裂纹舌　　　地图舌

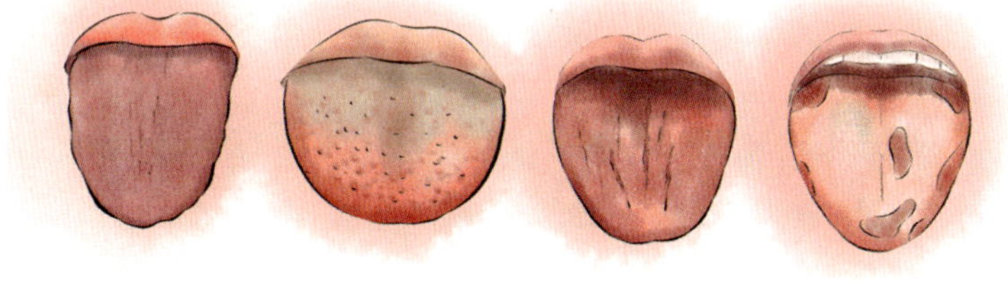

从情绪方面来看：睡不着的时候会有些烦躁，更容易紧张焦虑甚至出虚汗。比较容易亢奋，有时候夜深人静时想到一件兴奋的事情容易浮想联翩，心情久久不能平静，这些也都是心火旺盛的表现。调理的方向应该以滋阴为主，尤其要滋养心阴。鸡子黄，也就是鸡蛋黄，正是一味养心阴的好食材。徐文兵老师说过，入心且滋补心阴，效果最好的食材就是鸡子黄。

《本草再新》里记载鸡子黄："味甘，性平，无毒，入心、肺、肾三经。补中益气，养肾益阴，润肺止咳，能使心肾交，能教肺肾足，虚劳吐血，均有功焉。"由此可见，鸡子黄不仅能补心阴，还能补肾阴、肺阴的不足，全身的阴液足了，睡眠自然就好了。

鸡子黄"补足阴"，要学会这个"生冲"吃法

《本草便读》里记载了鸡子黄滋阴的吃法："鸡子……内黄外白……生冲服之，可以养心营，可以退虚热。"

鸡蛋完全煮熟反而会失去滋阴的效果，用开水冲饮，半生半熟，既相对安全健康，又能很好地退虚热、补阴。可以不必去除蛋白，还可以加入少许白糖调味，对既怕腥又怕麻烦的人来说特别适合。吃了以后，身体反馈也很好，可谓效如桴鼓。

鸡子黄汤

步骤：

1. 鸡蛋一个打入碗中（用无菌鸡蛋）。

2. 加入少许白糖调味（微甜即可），搅拌均匀。

3. 加入刚烧开的水，边加水边搅拌至半碗的量。

4. 趁着温度温热的时候慢慢饮尽。

哪些人吃鸡子黄汤效果好

1. 心阴虚失眠的人

只要对症就可以吃，能把你丢失的"阴"快速补回来，让你美美地睡到自然醒。

2. 日常阴虚的人

鸡蛋中，蛋白属阳，鸡子黄属阴。因此，只要有阴虚症状，喝鸡子黄汤也会有很好的效果，只要观察到舌面光滑少苔或者无苔，舌尖芒刺或舌尖红，更有甚者出现地图舌（裂纹舌），就可以喝。

3. 生病感冒刚痊愈的人

生病不仅会伤及阳气，也会损耗阴液，鸡子黄补阴效果好，食材又很常见，一定不要错过。

4. 日常注重养生的人

万物负阴抱阳，两者相辅相成。日常除了要多补充阳气，也要从阴的层面考虑来配合调理。

注意：如果舌苔厚腻，无论是黄厚还是白厚都不能吃，吃了不舒服的人也不要吃。

第二章

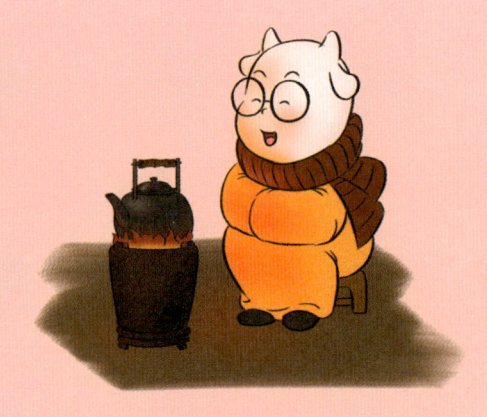

顺应四季，
补充阳气更高效

春季 春天调理阴虚，搞定失眠、月经提前

春天很美，但身体在春天好像容易产生很多问题。其中，很典型的一系列问题都和阴虚有关，如浑身燥热失眠、月经提前等。我不是阴虚体质，但实打实是个很容易阴虚的人，上面这两种情况我恰好都经历过，有一些现成的方法可以提供给大家，效果都还不错。如果你也有失眠、月经提前的情况，就可以试试。

秋冬不养阴，春天更容易失眠

人在春天可能会出现晚上睡不好、入睡困难、醒得多、身体燥热等类似的症状。

春天的整个气机是往上、往外发散的。我们常说春夏养阳，秋冬养阴，如果在上一个冬天没有养好阴，经常熬夜，过度耗散精气神，那在春天就更容易出现阴虚热证，如失眠。造成失

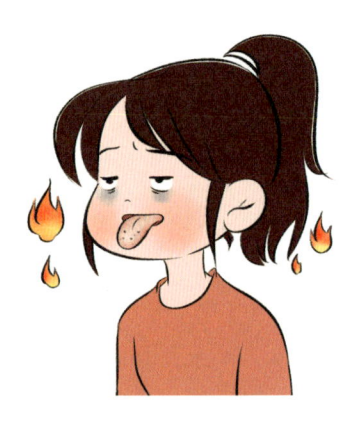

眠的原因非常复杂，情绪焦虑、心肾不交、脾胃不和等，但多少都和阴虚有点关系，夜晚属阴，如果到晚上就亢奋烦热睡不着，就可以考虑是不是阴虚了。

我就出现过这个症状，之前熬夜工作伤了阴血，上周开始整夜都迷迷糊糊，早睡睡不着，半夜浑身燥热，心烦意乱，早上起来眼睛干涩，这其实是很典型的阴虚症状之一。

如果观察舌苔，会发现舌尖段的红点比之前明显，舌苔有反光迹象，如果本就是阴虚体质的人，可能会更明显地感觉到舌质发红、发干，甚至无苔等情况。虽然失眠心烦让人痛苦，但应对这种情况，有一个很简单的千年食疗古方——百合鸡子黄汤，出自《金匮要略》。

百合鸡子黄汤

材料：新鲜百合 50 克或干百合 15 克，鸡蛋黄 1 个。

步骤：

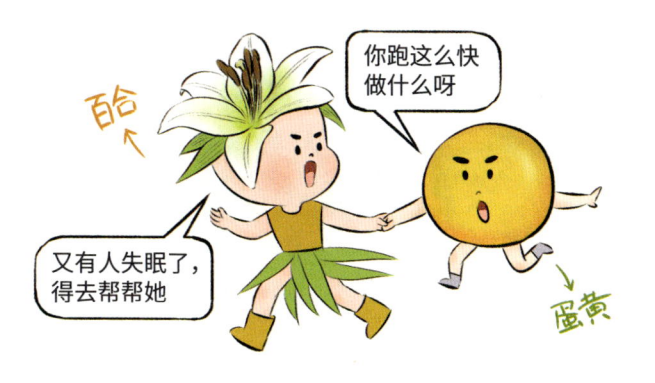

1. 将百合洗净，加少量水煮沸后撇去浮沫。

2. 再加适量水，煮 25 分钟左右将百合渣过滤掉。

3. 关火后打入一个鸡蛋黄，搅拌均匀，待汤温后饮用。

百合甘寒，入心肺，能清心安神。《日华子本草》说百合"安心，定胆，益志，养五脏"，常用于阴虚久咳，虚烦惊悸，失眠多梦，精神恍惚的情况。

鸡蛋黄，中医认为也是一味药。《药性论》记载它能"除烦热"。《本草纲目》认为它有"补阴血"的功用。和百合一起用，滋阴的同时可以养血，养血的同时能清热生津。每天用百合汤冲一个鸡蛋黄，可以养血滋阴。

除了阴虚失眠，很多热病后伤津血的情况，如持续高烧好几天后失眠心烦，大量发汗之后口渴、喝水不解渴等，都可以煮百合鸡子黄汤改善。如果失眠的同时还伴有爱发火、脾气大的情况，可以加几朵玫瑰花一起煮开，增加疏肝理气的作用。

阴虚导致的月经提前，要滋阴补肾

《傅青主女科》中提出，大部分月经提前与血热密切相关，而血热往往与阴虚有关。

正常情况下，人体阴阳处于相对平衡的状态，当阴不足时，阳则相对过盛，这样就会表现出一些热证，如容易上火、容易口渴、舌红少苔等。

月经为癸水，在五行中对应的是肾，血热造成的月经提前，与肾阴虚密切相关。除了月经周期提前这一个情况以外，肾阴虚还可能伴有其他症状作为佐证，如心情烦躁、夜间燥热、失眠、舌质发红、缺津少苔，大便干燥或便秘，严重时还会出现盗汗、腰酸、足跟痛等下焦症状。针对肾阴虚导致的月经提前，治疗思路是滋阴、补肾。

如果月经提前不超过一周，并且没有明显的腰酸、足跟痛等症状，可以尝试用桑葚枸杞汤来调理。桑葚 5～7 颗，枸杞10 粒，煮开后代茶饮。

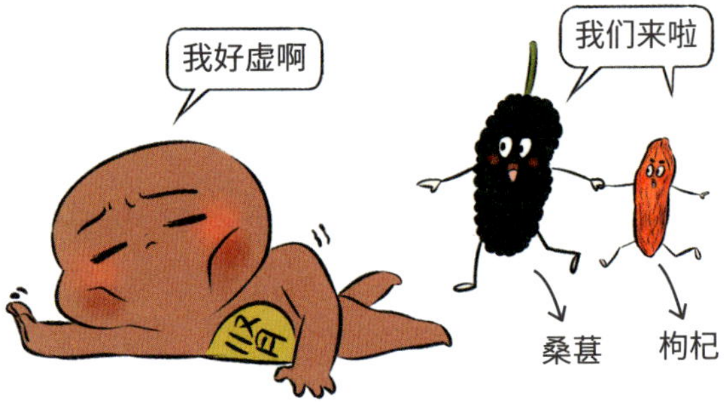

桑葚具有滋阴补血的功效，适用于各种肝肾不足、熬夜精血亏虚及肾阴虚的情况。枸杞润而滋补，能滋肾水、补肝血、养阴精，几千年来人们对枸杞补肾法都情有独钟。

除了食疗外，还可以直接用六味地黄汤治疗，现在也有对应的中成药——六味地黄丸。该方剂适用于与肾阴虚相关的多种问题，因此同样适用于肾阴虚导致的月经提前。六味地黄丸中三味为"补"。熟地黄补肾阴，为君药；山茱萸补肝阴，同时固涩津精，防止补了就漏；山药补脾阴，也能固精。肝、脾、肾三阴同补，尤以补肾阴为主。另三味为"泻"，帮助清除体内湿、浊、虚热，再进补。泽泻利湿泄热，并能减轻熟地黄带来的滋腻，茯苓渗脾湿，丹皮泄虚热，三味一起发力，还身体一个通透。六味合用，充足肾阴，清除湿浊虚热，很多虚热症也就自然消失了。

我服用了一周后，月经周期便恢复正常，失眠问题也得到改善。所以很多症状问题看似很复杂，但如果我们能抽丝剥茧地看到根本原因，往往能够轻松解决。中医的魅力就在于此，它永远把人视为一个整体，着眼于恢复人体的大循环。这样一来，很多症状便会随之消失。然而，阴虚只是一种症状，失眠、月经提前和一些上火症状，都可以说是阴虚导致，但阴虚本身又是如何产生的呢？

在我出现这些症状时，很明显的一个诱因就是熬夜。熬夜确实是导致阴虚的最大因素之一。所以，我们除了用一些方法去调理，更主要的是要改掉熬夜的坏习惯。现代人在子时（23点）以前入睡已经算是难得了，但在古代，人们在天黑后不久就准备睡觉了，如果每天能在亥时（21 点）入睡，很多亚健康问题可能会有所改善。

除了早睡，避免阴虚的方法还包括少吃容易上火和燥热的食物，如炸鸡、比萨等。另外，应避免大量发汗，尤其是夜晚健身导致的大汗淋漓，这类行为会损伤津血。天气越来越热了，年纪也越来越大了，大家都应注重身体资源的保护，避免不必要的损耗。

春季排毒拍八虚，
拍出囤积的毒素

有种说法为"春季发陈，必拍八虚"。八虚指的是身体的肘窝、腋窝、腹股沟和腘窝这八个窝。五脏六腑中的病气邪气最喜欢"窝藏"在八虚的位置，从而导致经气运行不畅。

《黄帝内经》中提及："人有八虚，肺心有邪，其气留于两肘；肝有邪，其气流于两腋；脾有邪，其气留于两髀；肾有邪，其气留于两腘。"也就是说，八虚相当于洗衬衣时特别需要注意的领口和袖口、打扫房间时重点清洁的卫生间和厨房——最容易藏污纳垢的地方，也是最需要被"重点清理"的地方。尤其是在春天，趁着阳气生发之机，正是清除积蓄了一冬天的陈旧病邪和浊气毒素的时候。通过净化身体的内环境，阳气才能更顺畅地生发，春生夏长才能更有空间。

对平时不太爱运动的人来说，通过简单的拍打就能排出一身病气邪气，这个方法非常适合懒人。立春后，我就在每天闲暇之时，拿出艾草锤，对身体这些区域进行拍打。刚开始时一碰就疼，不敢用劲，大约拍打了三天后，痛感明显减轻，而且能感受到有股热气随着经络传导到身体各处。只拍打了一个多月，身体已经出现了一些明显的变化：手脚更加温暖，原本麻木僵硬的位置也开始有了知觉；心情更加轻松，不再那么沉闷；胃口变好，大便变得更加顺畅；精气神比之前好了很多，春困疲乏的状态也大大改善。

那么具体应该如何拍打呢？有哪些注意事项？

拍打之前，需站端正，双脚与肩同宽，调整几次呼吸，放松身体，把注意力收回到身体上。深呼吸一次，准备开始。

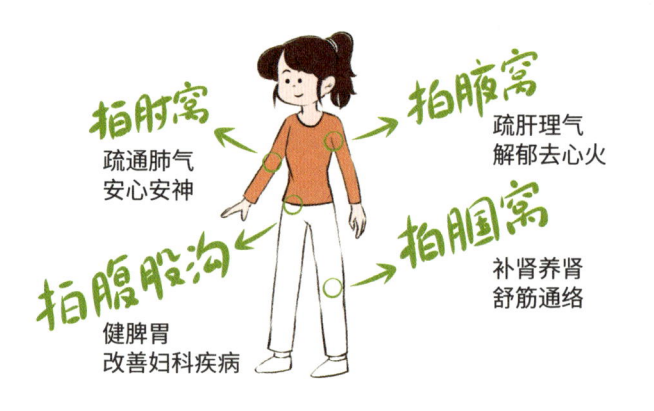

拍肘窝
疏通肺气
安心安神

拍腋窝
疏肝理气
解郁去心火

拍腘窝
补肾养肾
舒筋通络

拍腹股沟
健脾胃
改善妇科疾病

拍肘窝——排痰、祛火气，感冒期间多拍拍

肘窝处有三条经脉经过，分别是手太阴肺经、手少阴心经和手厥阴心包经，其中肺经的尺泽穴和心包经的曲泽穴皆在肘窝。这两个穴位分别是这两条经脉的合穴，即肺经和心包经的

气血在这两处汇合。刺激尺泽穴可起到肃降肺气的作用，刺激曲泽穴可起到补益心气的功效。对于咳嗽痰多、有感冒症状、易烦躁上火、手容易冰凉或上肢气血循环不佳的人，他们的心肺上焦部位可能存有一定的痰湿和浊气淤堵，因此拍打肘窝是一个很好的选择。当我拍打肘窝时，两肘的酸痛感特别明显，甚至拍打完觉得两臂发麻。这种发麻属于排病反应之一，意味着此处气血不通。我平时用电脑手机时，手肘都是屈曲状态，这会使气血通过这里时如同汽车过大弯道需减速一样，也就更容易受到邪气侵扰。拍肘窝一周左右，手臂发麻的情况消失了，只需锤一会儿，就能感受到双手发热，气血运行的速度加快了。

从年底到春天前，我一直觉得喉咙里有痰，异物感比较明显，想咳但是需要很费力才能咳出来。最近痰已经明显减少，几乎没什么异物感了。

拍打方法：用艾草锤或手指并拢以用虚掌的方式有节律地平稳拍打肘窝，双手交替进行，时间 5～10 分钟，肘窝微微发热或出现红紫色的痧为宜。拍打完再从上往下各捋上臂数次，以疏通经脉。

拍腋窝——疏肝气、预防结节，心情更轻松

对于容易生闷气、叹气、难以开心、爱钻牛角尖、易怒以及经前期胸部和肋部胀痛、经血运行不畅的人，都可以通过经常拍打腋窝进行调理。

以前我在情绪管理方面做得不太好，是个爱生闷气的人，只要遇到不合心意的事情就会钻牛角尖。每次经期都会两肋胀痛，这是典型的肝气郁滞的表现。如果不加以调节，长期结聚，可能形成结节、肿块。"肝有邪，多拍两腋"，像我这种情况，就很适合拍打腋窝。经过腋窝的经脉主要有四条，分别是手太阴肺经、手少阴心经、手厥阴心包经和足少阳胆经。其中，心经的极泉穴就处于腋窝中央，刺激极泉穴可以起到宽胸理气的作用。

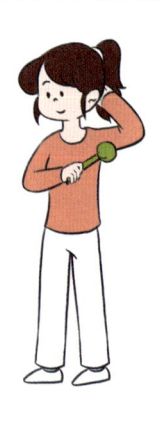

刚开始拍打时，我感觉到胸中有股气想往外释放，这很可能是之前身体郁滞的"闷气"。后来，每当感觉有气要涌出时，我会深深地叹一口气"吁"，使胸中憋的一大口气被释放，这样整个胁肋的位置就都轻松多了。最近频繁拍打，感觉整个人的心情都比较轻松和平和，不会再因为琐事钻牛角尖。这是个很大的改变了。

拍打方法：抬手屈肘抱住后脑勺，一只手用艾草锤或手指并拢，以虚掌的方式有节律地平稳拍打腋窝，双手交替进行，时间5～10分钟，腋窝微微发热为宜，拍打完在腋窝处从上往下各捋数次以疏通经脉。

拍腹股沟——食欲好，消化好，大便通

很多人大便不通，表现为几天排便一次，大便黑臭黏腻，嘴巴臭，皮肤爱出油，这些都是中焦的垃圾过多、脾胃运化不利的表现。脾胃二经如果被堵住，会加重脾虚、湿重的状况，降低身体的运化能力。有的人因此身体更加堵塞，喝水也容易增重，而有的人是吸收不了，尽管饮食量大却不增重。"脾有邪，多拍腹股沟"，对于久坐人群，腹股沟经常处于曲折状态，此处有足阳明胃经、足太阴脾经、足少阴肾经和足厥阴肝经四条经脉通过，因此这里瘀堵常常会导致与之相关的疾病。

多拍腹股沟，适合每一个脾胃功能不佳的人。除此之外，因为肝、肾二经也会经过此处，所以针对一些情志失调、月经不调等问题也能起到作用。拍腹股沟后，我最大的感受就是食欲明显增加。一开始拍完这个部位时会打嗝，我认为这也是排气的一种表现，把胃里胀住的气通过打嗝的方式排出，之后才不会吃一点东西就胀气，胃口自然而然就变好了。我以前容易便秘，大便经常呈羊屎蛋状，排便有点困难。这段时间不仅排便变得轻松，而且大便也成形了。

拍打方法：站立时大腿分开，与肩同宽，双手同时有节律地平稳拍打腹股沟处，时间 5 ～ 10 分钟，腹股沟微微发热为宜。

拍两腘窝，调理水肿、湿疹、腰腿不舒服

春天寒湿比较重，人们容易出现湿疹、腰腿酸痛等问题，这些问题大多与身体的水湿堆积有关。对于易引发湿疹，整日无精打采、舌苔厚腻、大便黏腻以及容易腰膝酸软的人群，可以通过拍打腘窝进行调理。

身体的水分代谢是通过肺的通调水道、脾的运化传输和肾的温化等生理功能相互协调完成的，若其中一个环节失误，将会出现湿困体内的现象。在正常状态下，肾脏可以调节人体水液代谢，若肾脏阳气不足，则会导致水液运行出现障碍，引起湿邪滞留体内，出现小腹胀满、小便不畅等症状。湿邪易伤人下部，所以腰腿更容易受到伤害，有些人会感觉腰部酸胀、腿部发沉无力，这都是湿邪堆积在体内的表现。

拍打腘窝主要是振奋阳气，阳气上达五脏亦温化多余的水湿，使机体正常工作。

腘窝最重要的一个穴位就是委中穴，针灸里有句话叫作"腰背委中求"，意思是腰背部的一些疾病都可以通过委中穴来治疗。委中穴是足太阳膀胱经的合穴，具有清热除湿、舒筋活络的功效。除此之外，腘窝周围还有阴谷、曲泉、委阳等穴位，它们主要起到祛湿的作用。

拍打方法：膝盖稍弯曲，用艾草锤或手指并拢以虚掌的方式有节律地平稳拍打腘窝，双手同时拍打，时间5～10分钟，腘窝微微发热为宜，拍打完在下肢处从上往下轻拍数次以疏通

经脉。

总而言之，拍八虚是一项全身性的运动，只要配合行为习惯的调整并坚持这项运动，基本上都能感受到身体和心理的积极变化。我们也可以根据自身某个部位的问题着重拍打一个部位，观察是否有改善。

拍八虚的注意事项：

1. 每次在八虚处连续拍打5～10分钟，出现青、红、紫、黑等出痧反应，则表示湿邪排出。若没有这类反应也不必强制出痧，顺其自然即可。

2. 对于严重出血倾向的疾病，如血小板减少、白血病、过敏性紫癜等，禁止使用拍打法。

3. 在经期和妊娠期间不宜进行拍打。

4. 拍打后至少3小时才能进行洗浴，且不可使用凉水沐浴。

春季阳气不足，
穿衣合理气血循环好

春分之时，大部分地区已经明显回暖，但是早晚温差可能仍然较大。例如，在广东的春天，一天之内可能出现四个季节的温度。

如何合理穿衣就成了一个难题。我有一位同事，我注意到她的手很凉，就建议她多穿些衣服，她却说："不觉得冷啊，不需要加衣服了。"因为对她很熟悉，所以我大概知道她的身体状况，这位同事体质相对较弱，平时一直在调理，现在还患有鼻炎。只要稍微吹到风或着凉，她就会不停打喷嚏。我们的身边可能也有很多这样的人，或许你自己也是，虽然手是凉的，却坚定地认为自己不冷。身上不冷，只有手凉，衣服到底穿够了吗？在春天这个乍暖还寒的季节，到底如何合理穿衣呢？

手脚温暖，全身气血循环才好

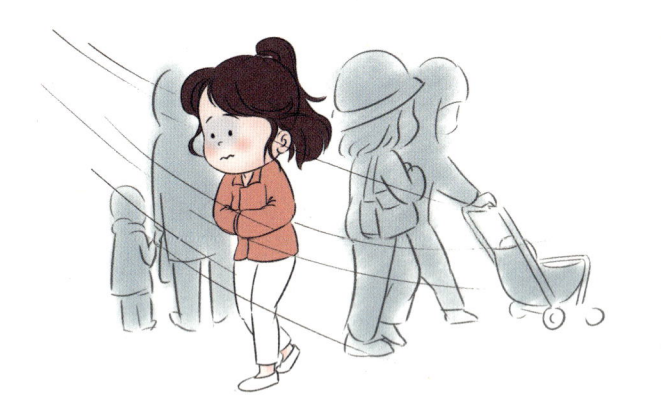

无论寒暑，手脚都应该是保持温暖的。这里的温暖，指的是人体的正常温度，不是发烧或者病态的局部过热。

如果你接触过传统武术、站桩，或者长期练其他功法，就更能体会到温热的手是怎样的感觉。我跟着常年练功的老师学习，当他的手靠近我的手背时，都不用接触到皮肤，我就已经能够感受到温暖的气息。那种温暖是温和而包容的，同时还具有穿透力。手脚保持温暖，说明全身的气血循环良好。心脏每次跳动，通过收缩舒张把血液、气以及热量带到身体的每一个角落。而当心脏的功能不够强了，这种带动气血到全身的能力也会变弱，当弱到一定程度时，身体最末端的循环——手脚的气血循环，就会最先被减弱甚至放弃。

如果你的手脚是暖和的，这就说明全身都足够暖了，气血循环足以照顾到全身各处。而如果你的手脚是冰凉的，这就说明此时此刻你身体的能量、热量是不足的，气血循环不能很好地到达身体末端。如果长期能量不足，各种慢性的病症就会埋下种子，体质也可能渐渐地不如以往。所以，发现自己手脚冰凉时，我们需要给身体增加一些能量。其中，最基础的做法就是先穿够衣服。

衣服穿厚，身体的阳气就不会耗散太多，心脏不需要承受太大负担，就可以把气血推动到身体各处，手脚的气血循环变好，全身的气血循环就更通畅。这么简单的一件小事，就可以帮助身体减少很多阳气能量的消耗。那些阳气不足、气血弱、有慢性病症、鼻炎过敏以及手脚易凉的人，尤其要注意这一点。

对冷"后知后觉"，是气血弱

有的人手是冰凉的，明明不够暖和，但是他们又不觉得冷。

这其实是人体的感觉出了问题。身体的气血弱时，觉知力也会跟着变弱。所以会对身体的很多状况不再敏感。这样的后果就是，人体不知不觉受了风、受了寒，等到生病并影响了正常生活时才能察觉，而且往往还会认为是突然就生病了。

对于觉知不敏感的人，我建议不要继续盲目地相信自己的感知。当你不确定自己冷不冷的时候，请鼓起勇气，先多穿些衣服，然后再去感受身体与加衣服之前有什么不同，是否比刚才更舒服，手脚是否更暖和。我说鼓起勇气，是因为很多人认为自己穿多了衣服是一件有点傻或者令人惭愧的事。这其实也是气血弱、心气弱的一种表现，也很需要做好平时的保暖。

一年四季手脚都应该是热的

如果脚冷，那么最好穿厚实、多层且到小腿的袜子，再穿上毛茸茸的鞋。如果腿不够暖，那就别脱秋裤，甚至可以换成加绒加厚的秋裤。腿部、脚部和臀部是身体的下焦，是"能量库"，也是最容易堆积寒邪阴邪的地方，所以保暖非常重要。有些人冬天下半身穿得很薄，甚至露出膝盖，这样手脚很容易冰凉。

除衣服穿暖和之外，上半身还可以加围巾或帽子，把头部、颈椎和肩背都保护好。对于孩子们，也要随时摸一摸后背是否温热，手脚是否温热。如果后背温热手脚却冰凉，那就给孩子们换上更厚实的袜子，戴上手套，让他们出去跑动跑动，再进行观察。

总而言之，手凉是身体发出的一种信号：请给自己多一些关注和爱护。在一年四季中，都需要关注手脚的温度，保持应有的温暖。当我们时刻保持手暖脚暖时，气血循环才会变好，身体也会越来越健康。

夏季 夏天对症进补，从脾胃补到肾

现代人或多或少都存在阳气不足的症状。很多症状的根本原因都是阳气不足。阳气不足表现在上焦，可能会有怕冷、怕风、容易打喷嚏、流鼻涕和起鸡皮疙瘩的症状。阳气不足表现在中焦，可能会有湿气重且无法彻底祛除的症状；还可能有慢性的问题，如鼻炎、过敏、湿疹、胃胀、消化不良、容易疲劳、懒得动，总想躺着……阳气不足再深入，发展到中下焦，女性可能会小腹凉、手脚凉，总要比别人多穿衣服才觉得暖和。还有的人可能会出现腰膝酸软、小便清长、总起夜等症状。

补阳气，几乎是每个人一生的课题。一年中补阳气最好的时候就是夏天，大自然的阳气最充足，我们有机会顺应天时，排出体内的寒湿淤积，补充阳气。比较基础的提升方法就是晒太阳、晒背、喝姜枣汤等。这里介绍一种补充阳气更"精准"的方法：中成药。药物用得好，补阳气的效果是很明显的。

理中丸：脾胃虚寒的克星

理中，中就是中焦脾胃，即我们的后天之本。

理中丸出自《伤寒论》，是脾胃虚寒的克星。很多大人和孩子脾胃虚寒，到了夏天会更加严重，这时可以用理中丸适当调理。组方只有很简单的四味：人参、干姜、炙甘草、白术。其中，干姜是君药，也是热药，温中散寒，而且它特别聚焦，专注暖脾胃，犹如给脾胃点上一个小火把。人参补五脏之气，白术健脾祛湿，炙甘草调和，让整体药力变得和谐而持久。

脾胃的阳气提升后，运化能力增强，湿气也会减少。

有以下症状的人适合服用理中丸：

· 日常怕风怕冷。

· 容易上吐下泻。

· 胃部总感觉凉凉的，总是一吃凉的就胃痛、便秘或者大便不成形。

· 舌质偏淡，舌苔偏白，有些会有齿痕。

这类温暖中焦的药物，服用后可能会出现一些排便反应。比如，原本长期便秘的人可能会开始通畅地排便；有些腹泻人在服药后大便很快成形；还有些人中焦的寒湿会往外排，出现发冷汗等症状。不必害怕，这些可能是好事。观察一下身体的感受，如果变得轻快，那就是正常的排寒排湿的表现。

理中丸实际临床上的用途很广，对于有明显热证（如舌苔黄腻，怕热、口渴、上火）的人则适合服用。

小建中合剂：强健脾胃

小建中汤同样出自《伤寒论》，严格来说，它算不上是重点补阳气的药物，而更多的针对脾胃补阴补虚。

小建中汤里，用甘温质润的饴糖作为君药，饴糖味甘入脾，补脾胃，还能让脾胃悠悠哉哉地吸收运化其中的营养，而不是急急火火地吃进去后来不及吸收就排掉。另外，桂枝温阳气，祛寒邪；白芍养营阴，缓肝急，止腹痛；生姜温胃散寒；大枣补脾益气；炙甘草益气和中，调和诸药。

六药合用，可以柔肝理脾，强健中气，帮助气血源源不断地生成，因此取名建中汤。它不仅能补脾，还能柔肝。很多脾胃弱的情况实际上是由于肝气太盛、肝脾不调。特别是小孩子容易出现这类肝脾不调的问题，如一生气就胃疼，容易发脾气或者不开心，哭闹。

对比这两味药来说，理中汤更适合虚寒、寒湿明显的，补阳气和提升脾胃运化能力的力道更足。

小建中汤更适合寒证不太明显，但体质偏虚的大人和孩子，有以下症状适合服用小建中汤。

· 四肢乏力，总是不想运动。

· 身上的肌肉捏起来松松垮垮、不够紧实。

· 平时食欲不好。

· 一生气就容易胃痛。

· 脸色苍白，舌苔淡白。

注：小建中汤不适合中焦瘀堵苔厚腻、有内热的人服用。

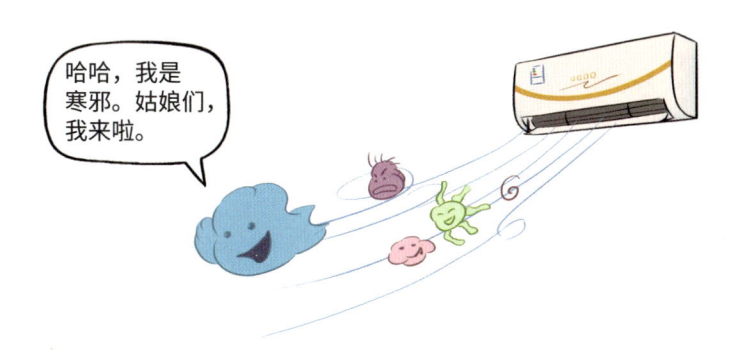

艾附暖宫丸：让冰凉的小肚子暖回来

前面两种药适合阳气不足的位置在肚脐以上的人，调理以脾胃为主。如果很多女性肚脐以下的部位，尤其是小肚子觉得凉凉的，那就不适合使用它们，更建议选择艾附暖宫丸。艾附暖宫丸，听名字就知道对宫寒的女性比较友好。宫寒也是女性很常见的问题，尤其是夏天常常待在空调房里、喜欢露脚踝、穿露脐装、喝凉水吃冰的女性，宫寒症状在经期更是多发。一般有这些症状的人，平时也会有很多虚寒的症状。

> 哈哈，我是寒邪。姑娘们，我来啦。

很多女性手脚凉，但往往不太重视。手脚凉是四肢厥逆的表现，意味着人体的阳气不足，为了自保，身体会优先保住最重要的内脏，最先放弃四肢。而手脚又是四肢的末端。所以手脚凉、小肚子凉是虚寒更重、阳气更加不足的表现。如果你发现自己一年四季手脚都凉，那就赶快重视起来，做好养护阳气的工作。艾附暖宫丸就是专门解决这些问题的。

艾附暖宫丸中的君药是艾叶。艾叶大家都知道，具有温阳散寒通经络的作用，香附暖宫温经散寒，吴茱萸、肉桂温经散寒通脉，当归、川芎、白芍皆入肝经，能活血祛瘀、养血调经，黄芪、地黄益气滋阴养血，续断活血通经。组合起来就有理气补血、暖宫调经的作用。

如果有怕冷、月经量少、周期延后、经血色淡的情况，可以在经期前14天连续服用，经期停用，此状况会有明显的改善。服用后能让月经的量和周期都恢复正常，缓解痛经的问题。

艾附暖宫丸适合阳气不足，尤其是下焦虚寒的女性。有以下症状适合服用艾附暖宫丸。

·月经推后。

·月经量少、颜色淡。

·痛经。

·经期更加怕冷。

·舌苔淡白有齿痕。

·手脚容易冰凉、怕冷。

·小肚子摸起来总是冷的，吃点凉的肠胃就感到不适，会拉肚子。

注：如果月经量大，又总提前多日，还兼有内热上火、舌苔厚腻、怕热的症状，就不适合此药。

右归丸：重磅补肾阳

当阳气不足、虚寒的状况更加严重时，一般的补阳散寒的药都无法缓解，这时可能是出现了命门火衰的情况，也就是俗称的肾阳虚。

肾是我们身体最大的蓄电池，是最重要的储备能量的部位，阳虚的话，影响会很大，表现为以下症状。

1. 腰膝酸软："腰为肾之府""肾主骨"，肾的能量不够了，腰部和膝盖会有明显症状。

2. 整天精力不济：肾的能量不足，全身都会呈现出电量低的状态。

3. 尿频起夜、小便清长：肾与膀胱相表里，肾虚了膀胱就憋不住尿，小便总是清水透明状而且偏多，说明身体对水的代谢能力不够了。

4. 男性出现阳痿遗精：其实是肾的固摄能力较弱的表现。

右归丸可用来补肾阳，配方是熟地黄、附子（炮附片）、肉桂、山药、山茱萸（酒炙）、菟丝子、鹿角胶、枸杞子、当归、杜仲（盐炒）。

附子大家比较熟悉，是回阳救逆的要药，这里用的是炮附片，相对于整颗附子，力量相对较小。肉桂可以补命门火，引火下行；鹿角胶质地黏腻，补肾阳的同时可以固涩下焦，使药性守而不走。

熟地黄、枸杞子、山茱萸、山药滋阴益肾，养肝补脾；菟丝子补阳益阴，固精缩尿；杜仲补益肝肾，强筋壮骨；当归养血和血，帮助鹿角胶补养精血。

整个方子主打益肾填精、滋阴补阳，做成丸剂可以起到缓释的作用，多年的亏虚也可以慢慢得到补充。

对症服用，可以明显改善尿频、遗精、腰膝酸软的情况，也会感觉身体有力，不怎么怕冷了。

以上提到的四种中成药，如果自己有上文中提到的相关症状，夏天可以尝试对症使用，自己判断不了时，最好在医生的指导下服用。大家要抓住夏天补阳气的好时机，给身体"银行"多存下一些阳气。

但是必须要说，虽然有很多方子能补回一些丢失的阳气，但如果一边补着一边还在消耗，肯定是不行的，最重要的还是平时的守护。如果不节制，继续挥霍，再多的阳气、再好的药物也是不够用的。请大家在补阳气的同时，减少平时消耗阳气的坏习惯，如熬夜、吃冰、不节制地吹空调、过度思虑等。

省着点用，同时搭配合适的药物，才可能真正补上阳气的漏洞。切记，切记。

夏季解郁补血，
开花馒头好吃又开心

朋友又外出旅游了，在她发的朋友圈的九宫格里，全是恣意绽放的各色花朵，还有她开心满足的明媚笑脸。云游四方，与花同框，这样的日子多么令人向往。相比之下，是不是陷在庸常生活里的人就少了一份这样的赏花的心情和快乐呢？实际并非如此，我也有一些朋友，她们没有出门，就待在家里，也照样看"花"，每天乐呵呵的。因为她们经常在家做枣泥开花馒头，当看到馒头开花，她们的内心也乐开了花。

枣泥开花馒头，补血、养心、解郁开心

吃枣泥馒头，与喝"甘麦大枣汤"有类似的效果，可以养血助眠、解郁开心。枣泥开花馒头的主要成分是红枣和小麦粉。红枣甘温，补中益气、健脾养血；红糖甘温，暖胃补虚、缓中止痛；小麦面粉甘凉，清热润燥、滋养心阴。整体功效是养心

102

补血安神，缓解身体多动、精神焦虑、心情忧郁。枣泥馒头的这个配方，有点类似于《伤寒论》里的经方"甘麦大枣汤"。它的组成为红枣、甘草、小麦，其中甘草的作用是益气补中、缓急止痛。因此，枣泥馒头可以说是食疗版的"甘麦大枣汤"。

制作枣泥开花馒头的过程本身也具有修心养心的作用。因为这里面的每一步都很重要，需要耐心和专注，而且它们之间环环相扣，一着不慎，满盘皆输。

馒头的开花，以及它的美味，是由一个人的认真和用心程度决定的。如果一个人心浮气躁、杂念纷飞，是做不出开花的枣泥馒头的。

枣泥开花馒头制作成功后，做的人在揭开锅盖的一刹那，看到馒头开花，内心也会瞬间乐开了花。反复制作，就能反复体验这份开心的感觉，而这正是难得的快乐体验。一位朋友分享说，她就是靠着一锅又一锅的枣泥馒头，保持内心的愉悦感，日复一日，这种感觉绵绵不绝。

夏季在五行中属火，对应心脏。心阴不足、心神不宁的人适合食用枣泥开花馒头来"养心神"。

以下人群适合吃枣泥开花馒头。

1. 多动症儿童。家中弥漫着枣泥馒头的香甜气息，能激发孩子的食欲。由于馒头松软，易于消化，加之具有养心补血安神的功效，当孩子的心气、心阴（血）得到补充，心神就会更加安定，身体也随之更加稳定。

2. 更年期出现身体潮热、焦虑失眠的人。持续食用一段时间，会感觉到心情变得更加平静温和，睡眠质量也会有所改善。

3. 心阴不足、心神不宁、经常悲伤欲哭的人。枣泥馒头可以帮助补充每天的损耗，提供滋养，安抚身心，使情绪渐渐趋于稳定。

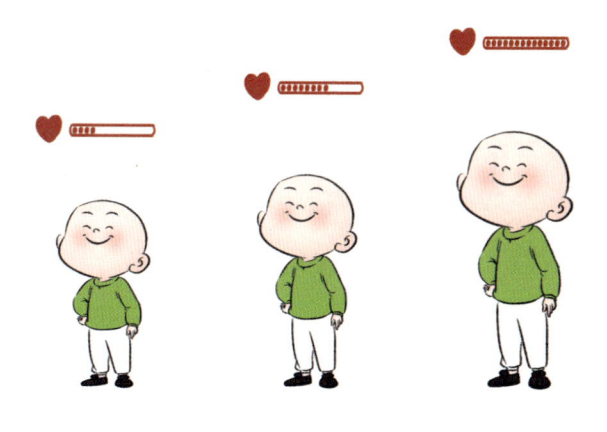

不适合吃枣泥馒头的人。

· 舌苔黄腻、舌质红的人。

· 血糖高的人。枣泥馒头含有一定的糖分，如果血糖高的人食用，应适当减少红糖、红枣的添加量。

枣泥开花馒头的具体做法

1. 准备 60 克红糖，用 150 克热水将其融化。等红糖水的温度变得适中，不那么烫时，加入 3 克酵母粉，慢慢搅拌均匀，让酵母粉颗粒彻底溶解，然后静置。

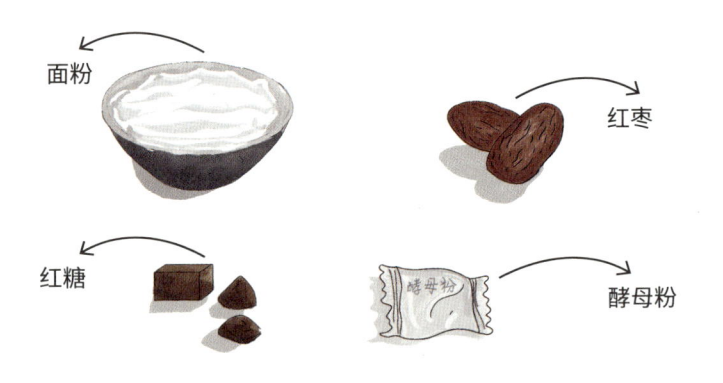

2. 准备 5 颗洗净的大红枣，放入高压锅里蒸 15 分钟，这样蒸出的枣容易剥皮。

3. 去皮后的枣去核，放入辅食机或者料理机打成泥，再加到之前的红糖水中，接着加入 400 克中筋面粉。

4. 揉面，揉到表面光滑，拿保鲜膜封好。蒸锅上水，加热到大约 30 摄氏度，把面团放进去发酵。

5. 两小时后，面团发成原来的两倍大，取出来继续揉。

6. 蒸锅里放上足够的水，打湿蒸布，将面团搓成长条，随便揪一块，断面朝上，全部整好后，放进蒸笼，用温水第二次发酵 15 分钟。

7. 等面团变成一倍大的时候，点火开蒸，蒸锅上汽后再蒸 15 分钟，关火，等 5 分钟后开盖，开花的枣泥馒头就做成功了。

让馒头自然开花，关键在于掌握以下两个不可或缺的小技巧。

1. 发面需要醒发到位，包括一次醒发和二次醒发。

2. 直接用手揪成一个个面剂子，可以确保开花效果更好。

而如果用刀切，可能会因为切口太整齐而导致开花困难（加泡打粉除外）。

如果做不出开花馒头，可能存在以下原因：选用的面粉不合适、酵母过期、加水过多、发酵时间过长、心态急躁等。

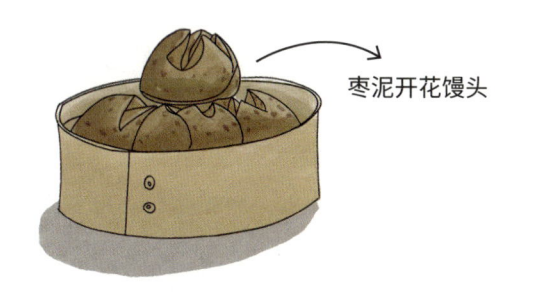

枣泥开花馒头

有些朋友可能尝试了很多次，但始终做不出开花的馒头。这里给大家分享一个手动助力馒头开花的方法：在馒头二次发酵前，用剪刀在每只馒头顶端浅浅地剪出一个十字，这样也可以达到类似开花的效果。

夏天心烦易乏力，
饭菜加点苦或咸

夏季有两种人最需要养心：一类是心火旺盛、脾气急躁、易上火的人；另一类是心气不足，气虚乏力，难以感到快乐的人。如何通过饮食来养心，取决于你属于哪种类型的人。

第一种：心火旺、脾气急躁、易上火，需要吃点苦

有些人即使避开了春天旺盛的肝火，却难以避开夏天升腾的心火。夏天，空气湿热，地面燥热，内心火气也随之上升，内外火夹击，让人难以承受，容易出现睡眠问题和上火症状。

睡不着，说明心火在上、肾水在下、心肾不交、阴阳不调，就容易晚上翻来覆去睡不着，好不容易睡着了还要盗汗；半夜醒了就更糟糕了，再难以入睡，只能瞪着大眼睛等天亮。爱上火。心开窍于舌，溃疡长在舌头上，多半是上火了。通常还会伴随舌尖红、口干舌燥、小便黄、大便难下。

107

想要清心火，需要吃点苦。中医认为，五味中，苦与心相对应，苦可以泻掉多余的心火气，保存阴液，进而形成能补心的格局。

莴笋、生菜微苦，适合小便黄、心火重的人食用。一提到苦味菜，很多人首先想到的可能是苦瓜。苦瓜焯水后凉拌是最佳选择，可以尽量保留其苦味，清火泻热。不过这种苦味太重，很多人不太喜欢。我们可以选择用同样微苦的莴笋和生菜（生菜也属莴苣科）作为替代品，口感更易于接受。

莴笋，味甘、微苦，性凉，归胃和小肠经。心与小肠互为表里，在病理上互相影响。心火旺时，小肠的分清泌浊功能也会受到影响，会出现小便黄，有灼烧感的情况。莴苣入小肠，可以清除小肠实热，所以大便不畅、小便黄、心火旺盛的人可以常吃凉拌莴苣或者凉拌生菜。如果是长期脾胃虚寒、腹泻便溏的人群，食用苦凉的莴笋可能会损伤脾胃。这类人群可以在食用莴笋的同时嚼一点苦温的陈皮，或泡一杯陈皮水饮用。苦味能泻能燥，温能暖脾胃，相对友好。但也不宜长期食用，容易损伤正气，仍需优先调理好脾胃问题。

第二种：心气不足、没力气、不易快乐，应该吃点咸

夏季，有很大一部分人的气虚属于心气虚。心气与大脑功能紧密相关。心主神明，如果每天操心的事情太多，心主神明的功能就会分化，导致人容易健忘、看起来呆滞沉默。

心高气盛，指年轻人志向高远、目标远大，这是心气充足

的表现，对外界充满热情和干劲。而对心气不足的人来说，则呈现完全相反的状态：人显得懒散，总感到疲惫无力，对外界缺乏兴趣，喜欢宅在家里，不容易感到快乐。有些人到了35岁以后，看起来状态像是"躺平"，不再那么"积极"，这可能是由于后天养护不足、心气过早衰减所致。

古人常说"哀莫大于心死"。如果心气严重不足，就有可能发展成抑郁症。所以，不应放任自己懒散或躺平，得赶紧把心气给补起来。

为什么吃咸味食物能够补充心气呢？"汗为心之液"，咸味入肾，而心肾相交，就补到心了。老一辈常说"吃盐有力气"。盐就是咸味的。大量流汗后，人会一种虚脱感，吃点咸力气回来了，这也是因为心气补到了。

夏季咸味食材之咸鸭蛋

鸭蛋本身甘凉，归心肺经，有滋阴、清心火、清肺火的效果。腌制过后，咸味入肾，能够滋补肾阴，缓解因体能消耗、流汗带来的疲劳。

夏季喝粥时，成人可以搭配一个咸鸭蛋，开胃爽口，补工作虚劳；喜欢吃蒸鸡蛋羹的孩子，夏天可以食用蒸鲜鸭蛋羹，滋阴清热，让孩子的蹦跳更有力量，津液更充足，尤其适合阴虚火旺、爱发脾气的孩子。

吃咸鸭蛋最需要的就是控制好盐的摄入，盐过多伤血，会造成心火过盛，晚上难以入眠。因此，成年人每天最多食用一个咸鸭蛋，如果觉得太咸，不必勉强吃完，吃小半个也可以。

以下人群不适合吃：

· 孕妇。

· 寒湿腹泻、脾阳不足（吃得少，且日常容易腹胀腹泻）的人群。

· 身体有疮毒（皮肤红肿有脓）的人群。

· 食用后身体气闷疼痛的人群。

夏季咸味食材之紫菜虾皮面

"冬至饺子夏至面"，在夏天，面常常会代替大米成为主食。除了清淡易消化外，还有一个原因是面来自小麦，小麦冬种夏收，得夏气，独归心经，大补心气。多食用面食，可使脾土越厚越强健，气力越强越有精神。紫菜和虾皮，都是天然的咸鲜味食材。

海苔拌饭中的海苔就是紫菜的一种，能补钙、补碘，提高孩子食欲，还能调理因烦热而难以入睡的情况。许多不喜欢吃香菇粉的小朋友，对紫菜、海苔不怎么抗拒。虾皮虽小，但鲜味十足，我家孩子每次都要单独捞虾皮，再小也不放过。

紫菜虾皮汤面

做法：

1. 在碗中放入紫菜、虾皮、盐和生抽，倒入开水或者热汤，搅拌均匀。

2. 放入煮好的面条和小青菜。

几乎是在倒入开水的瞬间，汤的鲜味就会飘出来，让人食欲满满。因此，这碗面，适合夏天不想吃饭、心烦睡不着的人，2岁以上的小朋友也可以吃，还可以根据需求，加点芝麻、煎蛋。另外，夏季也要适当吃些硬的食物，给脾胃锻炼的机会，面条隔天吃一次就好。

立夏喝道茶，
排出寒湿又美白

朋友说，从立夏开始，她每天都喝姜枣茶，一个月下来，尽管经常在外奔波，不仅没有被太阳晒黑，皮肤还白皙了不少。"不晒太阳才能美白"这个道理，在她这里好像不完全成立。她还在琢磨着，该如何把姜枣茶煮得更浓，使之能量更强。

姜枣茶"美白"的秘密——温暖、通畅、气血足

生姜性温，味辛，具有发散的作用，吃下去后能瞬间产生热能，是补充阳气的好食材。

因此，有的人吃上一阵生姜后，原本易凉的手脚慢慢变得暖和起来，原本怕冷的体质也逐渐被阳气充盈。

当阳气充足时，身体排出寒湿的能力增强，寒湿散去，则气血充盈无碍。身体青筋、斑点等减少，皮肤就会慢慢恢复白净。而如果身体热能欠缺，阳气不足，身体循环代谢得慢，寒

湿之气和瘀血等就不容易排出去，堵在哪里，哪里就凝滞不通，若堵在脸上，脸上就会皮肤暗沉、容易长斑等。红枣味甘、性温，归脾、胃经、心经，擅长补益脾胃之气血，安心定神。当脾胃健运，充足的气血在生姜的热能和行散作用带动下就会源源不断地循环到末梢，带走皮下垃圾，使皮肤变得细腻白皙。

有位朋友说，她喝完姜枣茶后身上会发热，并且感觉有热量从身体里面传到皮肤，又从皮肤往更外面顶。这种热量往外面顶的过程，也就是温通血脉、冲刷垃圾、排出寒湿的过程。如果经常喝姜枣茶，经过这样一次又一次地冲刷洗涤，身体就会越来越通透，皮肤也会越来越白皙透亮。

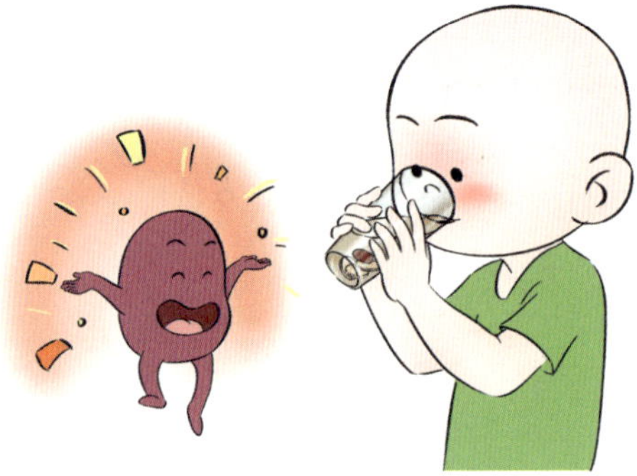

怎么喝姜枣茶效果最好

姜枣茶最好在上午喝。早上 7—9 点胃经当令，9—11 点脾经当令，因此，上午喝姜枣茶更有助于温暖健运脾胃，升阳散寒祛湿。过了 12 点，尤其是晚上，就不建议食用了。

113

以下三类人适合喝姜枣茶：

·舌苔白、手脚易凉、小腹冷痛的人。

·舌边有齿痕、梅雨季节手上易出水泡的人。

·长时间待在低温、阴凉、潮湿环境，容易进寒湿之气的人。

以下四类人不适合喝姜枣茶：

·口干唇红、发热的人。

·舌苔红，或者无苔，阴虚火旺的人。

·舌苔黄，湿热体质的人。

·中焦瘀堵，很少运动，喝了之后感觉上火，感觉不舒服的人。

除了喝姜枣茶，还有 3 个辅助方法可以让皮肤变白，更重要的是让身体保持温暖、通畅。

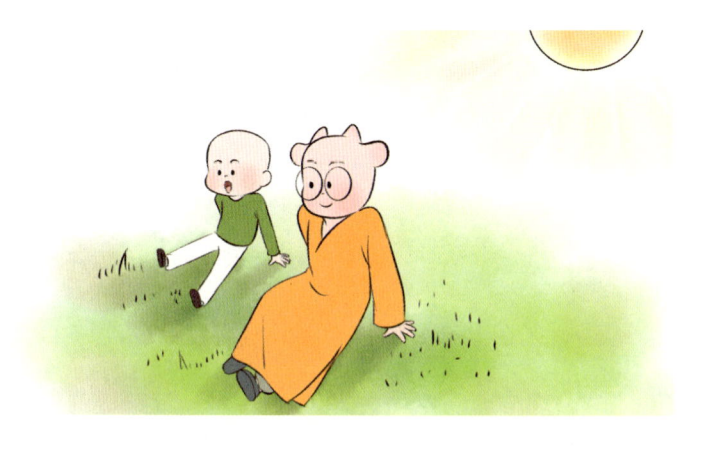

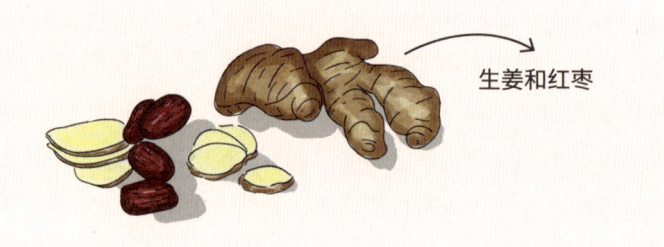

1.晒后背。有的人在冬天皮肤会发青发暗，而到了夏天，却是越晒越白。原因就是，晒后体温提高，血液循环滋养到体表，皮肤代谢更新能力增强了。

2.做艾灸。艾草性温，做成艾条后，利用艾绒的火性给身体温阳散寒、祛除湿气、活血化瘀，可以提高整体免疫力，使人气色变好。

3.按摩经络。有空时，可以利用一个月时间把十二经络慢慢疏通开。经络不通的人气机不畅、血液受阻、脏器和皮肤得不到滋养，自然影响到颜值。

姜枣茶

材料：生姜，红枣，洗干净备用。

生姜和红枣

步骤：

1.红枣剪开或者切开成两半，生姜留皮切片。

2.锅里放水适量，把处理好的红枣和姜片放进去，大火煮开，改小火，煮30分钟。

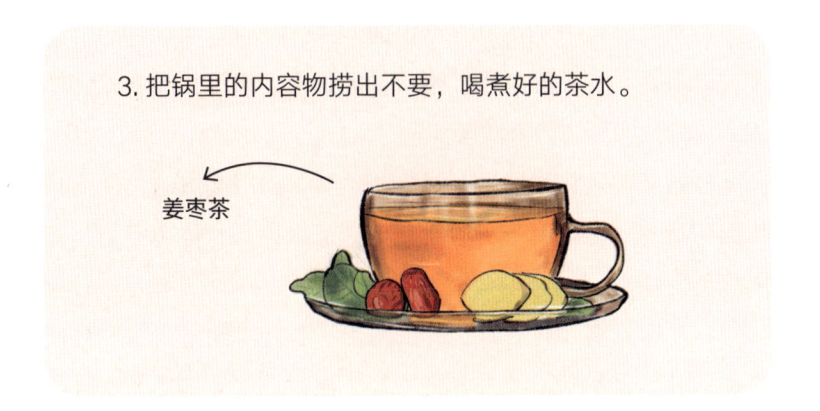

3. 把锅里的内容物捞出不要，喝煮好的茶水。

姜枣茶

温馨提示：

1. 有些朋友晒的美食照片里，红枣都是完整地扔进去。其实，提前把红枣切开，能更好地发挥其作用。

2. 煮制时间要足够，最好将枣掰开，或者用剪刀剪开，这样在煮的过程中，红枣的甜味和营养才能充分释放。姜枣茶至少要煮30分钟，如果只煮几分钟，时间太短，味道会非常寡淡。而煮得久一些，生姜和红枣各自的味道及营养成分能完全散发并融合在一起，口感更佳，效果也更好。

3. 保留生姜的皮。生姜皮性凉，生姜肉性温，在煮姜枣茶时保留生姜皮，可以中和其热性，减少上火的风险。

夏天，如果你不想在护肤上花费太多精力，不妨试着从喝姜枣茶开始吧！

立夏减肥不伤身，
"化痰湿"冬瓜好处多

减肥现在似乎是全民的刚需，在夏季初，很多人早早就开始了忌口、控糖、练习八段锦，甚至有些人会进行高强度的有氧运动，每天挥汗如雨。作为一个长期受痰湿体质困扰的人，我还是会坚持到立夏之后再行动，认真开始我的"除湿减脂"计划。

立夏后减肥，不易伤身选择多

立夏，是夏天开始的标志。此时天气地气终于交融，周围都变得温暖起来，连风也是暖的，因此，在衣服的选择上可以更加稳定，不会再有忽冷忽热的情况，减少寒气伤身的可能性。好不容易鼓起的运动勇气也不会被倒霉天气打断，正所谓"一鼓作气，再而衰，三而竭"。更重要的是，苦夏能让胃口变小，"减脂"顺理成章。同时，立夏后，可选择的"利湿"菜更多了。胖人多"痰湿"，而夏天湿气重，专产利水、利湿的菜，菜市场上随手就能买到不少。一日三餐只要正常吃应季菜，就是在给身体做"排湿"了。

古代在立夏这一天有一个习俗，要做"秤人"：记录当时的体重，到了立秋再称一次，看体重减轻了多少。可见大家都知道，立夏后再开始减肥，不仅恰逢其时，还事半功倍。

冬瓜，祛湿刮油好处多

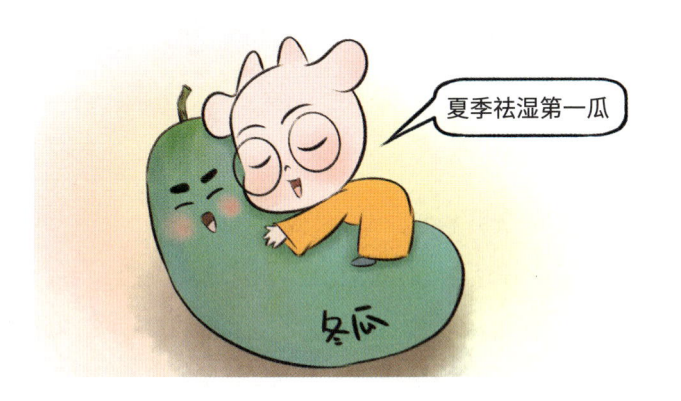

夏季有一种非常好的祛湿食材——冬瓜。冬瓜擅长化解水湿和痰，在减脂期遇见它一定要赶紧买回家。冬瓜被誉为"夏季祛湿第一瓜"，具有除湿、控糖和补水的功效。作为一种夏季湿重时产出的瓜，冬瓜专为祛湿而生。不仅效果好，还是中国原产蔬菜，很适合中国的"湿人"体质。

唐代食疗专家孟诜评冬瓜："欲得体瘦轻健者，可长食之；若要肥，勿食也。"则更犀利直白："想瘦，别停，想胖，别吃。"

好处一：冬瓜利水，化痰湿。

冬瓜味甘淡，具有利水的特性。水性趋下，水湿容易往下走，食用冬瓜后，人们会明显感觉到小便次数增多，这是因为体内多余的水分和脂肪正在被排出。舌头上有齿痕、腹部有赘肉的人，往往是因为水湿或痰湿过重，此时食用冬瓜有助于清除这些湿气，给腰围减负。

好处二：冬瓜消水肿。

冬瓜入肺、大肠、膀胱经，从上到下，自带排废水"一条龙服务"：肺部负责清理身体和四肢多余的水液，下输膀胱；大肠负责传导体内的废物，包括废水和其他杂质；膀胱负责贮存并排出尿液，把废水和垃圾排出体外。

一碗冬瓜汤，如果饮用得当，就是一碗消水肿、清垃圾的排"堵"汤，上、中、下三焦的湿垃圾，都能尽量清除出去。身体有水肿，包括脸肿、眼皮肿、手肿、小腿肿，都适合饮用冬瓜汤来缓解。

好处三：冬瓜刮"油"。

30岁以后，皮肤很容易"出油"，而这种外表的油腻源自身体内部的湿热。冬瓜偏凉，非常适合立夏后气温上升，湿热、寒湿夹杂的天气。在排湿的同时，还能引导身体的火顺着废水排出去，起到清心除烦的作用。对皮肤容易出油、脸上泛油光、下巴长痘、小便发黄的人来说，吃冬瓜可以还你一个清透、干净的好肤质和好底子。

好处四：冬瓜控糖。

冬瓜含水量高，既能排出体内的废水，还能给身体补充精华好水，尤其适合夏天食用，既解渴又解暑。同时，冬瓜还可以减缓糖类吸收，抑制糖类转化为脂肪。对那些不小心摄入过多碳水、甜食，又担心发胖的减肥者来说，及时吃一顿冬瓜，可以很好地帮助控糖，所以糖尿病患者也是可以吃的。

冬瓜山药汤，祛邪扶正脾胃好

真正长期受痰湿困扰的人，通常是脾虚且阳虚之人。脾虚的人，脸色容易泛黄。脾主肌肉，表现在四肢上，就是手臂内侧肉、小腿肉松松软软。阳虚的人，怕冷、手脚冰凉、容易腹泻，这种体质往往既虚弱又堵塞。化痰能力不强，体内通常寒热夹杂。

如果是痰湿体质又体质虚弱，减脂最怕减过了头，伤及脾胃和阳气的底子。想要更安全，可以很放心地用冬瓜配山药。山药，天生"土地精""补脾王"，适合补身体的多种虚：吃不下饭的"虚"、不想动弹的"虚"、不消化的"虚"、脸黄的"虚"、不长个子的"虚"，还有脾的虚、肺的虚、肾的虚……又虚又堵的身子，隔三岔五地熬上一锅山药冬瓜汤，可以帮助身体更好地排出"浊水、痰湿"，越吃越轻盈，越吃脾胃越棒。

山药冬瓜汤
材料：山药 50 克，冬瓜 150 克。

步骤：将所有食材放入锅中，用慢火煲 30 分钟。调味后，食用瓜和山药，还可以喝汤。

这碗汤被专门记录在现代中医药教材《中医体质学》中，功效一目了然："山药冬瓜汤，健脾、益气、利湿。适合痰湿体质，尤其是单纯性肥胖者食用。"

根据具体不同症状，这碗汤有不同的除湿吃法。

1. 寒湿重：加陈皮 5 克。

若舌苔白腻厚、有反光，伴有水湿，或者食欲不振，受寒后想呕吐，可以加陈皮 5 克。

用陈皮来燥湿、暖脾胃，增加脾胃的动力，帮助养出健康美丽的体型。

2. 脾胃虚寒：再加生姜两三片。

对于吃凉食易腹泻，冬天手脚总是冰凉的人，在加陈皮的基础上，再加两三片生姜。用生姜的辛辣来散寒、祛湿、暖胃，使脾胃逐渐温暖，同时不影响减肥。

3. 湿热重：加冬瓜皮和冬瓜子。

嗜糖、下巴长痘、面部泛油光的人，都是湿热较重的人。冬瓜皮"祛风热，治皮肤浮肿"，是《中国药典》记录在案的利水药；冬瓜子"清热化痰、排脓利湿"。在汤中加入冬瓜皮和冬瓜子，可以增强祛湿热、痰热的效果，对于咳不出来、黏嗓子的老黄痰尤其有效（熟后冬瓜皮和冬瓜子捞出不吃）。

4.日常想改善"湿浊"内环境：可以变换不同方式食用冬瓜。

"湿恋邪"，体内一旦开始堆积湿气，就会有更多邪气入侵。易患流感、怕寒风吹、怕暑气晒的人，可以尝试食用炒冬瓜、冬瓜汤、冬瓜肉丸子……通过不同做法用一颗冬瓜慢慢改善体内湿浊环境。冬瓜的量可以按需调整，体寒则少放，体热则多加。

食用山药冬瓜汤的注意事项：

冬瓜除湿效果较强，有时候人们追求极致的减肥效果而食用过量，并不是一件好事。肾主水液，利水太频繁，容易伤肾精。肾为先天之本，肾精会损耗，想要无节制食用的人请慎重考虑。

1.少用盐。如果目的是"除湿减脂"，尽量不加盐或少加盐。盐是入肾的引子，会影响排水的效果。

2.不要用汤代替主食，三餐要正常吃。正常标准是，五谷为主，水果、肉类、蔬菜等则是辅助补充。每餐吃到七分饱，不要吃到胀，也不要吃夜宵。

3.少吃。汤每周吃两三次即可，最好不要连续几天食用。

以下几种情况尽量不要食用冬瓜：

·感觉不舒服，请立即停止食用。

·对于素来脾胃虚寒的人，若虚寒症状严重，如已有腹泻症状或处于生理期，应避免食用冬瓜。

·生病期间也应减少或避免食用。

秋季 秋天没精神，
莲藕熬汤气血足

　　我有一次想约朋友见面，她却说实在不想动弹。秋天里总觉得休息不够，即使睡了很久也感觉和没睡一样。她问我：为什么人会越睡越累？她每天睡 8 小时，白天还是困倦。为什么我每天 7 点就起床，只睡 6 小时，白天也不会困？我观察她手掌的大鱼际：萎缩凹陷，不饱满，呈现紫青色，这是很标准的气血亏虚的手相。

正常　——　●　　　●　——　萎缩

饱满充盈，
色泽红润

萎缩不饱满，
淡淡青紫色

我说：一看你这气血就亏虚得厉害，难怪会感觉疲惫。

这些休息方式实际是在消耗气血和阳气

回家就躺着。适当的休息可以养气，消除疲劳，但久卧则伤气。气的特点是动，气血要流动，就要依赖气的推动。气血不流动，越躺越累，气血不畅，越睡越虚。

沉迷于手机、短视频、小说。久视劳心，情绪也跟着起伏，既耗心血，也伤气血，阳气也会被消耗。

反复咀嚼、思考一件小事。久思伤脾，脾胃是气血生化之源。女性心思细腻，容易留心细节，因此也容易被气血不足困扰。

每天坐超过 8 小时。久坐伤肉，脾主肌肉，久坐不动，伤肉也就伤脾。动能生阳，长时间坐着，阳气也会被消耗。没有人能在长时间的劳动下依旧保持理性的思考，累了躺躺似乎是合理的，但这种方式并不利于气血的恢复。朋友摩挲着手掌萎缩的大鱼际，问我：气血这么亏虚，该怎么办才好？我建议她去市场买些老藕回来炖汤。虽不可能让她立刻变成一个自律的养生达人，但先喝一碗补气血的汤来救急，还是没问题的。

补血浓藕汤，气血不足要常吃

"荷莲一身宝，秋藕最养人。"秋天的藕若吃得好，气血是能直接补进身体里的。怎么算吃得好呢？将藕熬成一碗浓汤喝

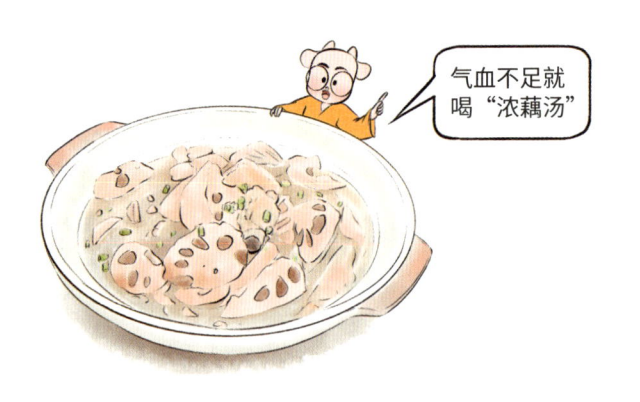

下去，流失的"津液＋气血"就能一起润养了。《随息居饮食谱》里把藕的功效说得很清楚："熟食补虚，养心生血，开胃舒郁。"《冯氏锦囊秘录》里也说："熟者甘温，能健脾开胃，益血补心，甚补五脏，实下焦，消食止泻，生肌，久服令人心欢止怒也。"

气血不足就喝"浓藕汤"

以下几类人群适合食浓藕汤。

1. 时常疲惫、容易内耗、熬夜多的人。这类人平日里消耗过多，身体里亏虚，基本是容易虚、不受补的。朴实和缓的藕汤可以帮助气血流畅。

2. 身体虚弱、做过大手术、久病不愈的人。这类人的身体很虚弱，吸收能力有限，但又很需要营养。浓藕汤能把营养和吸收平衡得很好。易于吸收，补虚、补五脏，又养气血，胜过昂贵的补品。

3. 脾虚、脾弱、脾寒的人。大吃大喝后，脾胃状态一直未能恢复的人，可以用藕汤稳固下焦，充实脾胃。这有助于缓解脾胃的不适，特别是腹泻。特别是对女性来说，脾胃越通畅有力，小腹越平坦。

4.女性群体。"女子不可三日无藕"。产后补血、经期前后、孕期养血的女性，缺血少血，都可以喝藕汤。气血足的人心情不会差，人也就会容光焕发。

5.秋天需要养肺的人。白色食物入肺，秋天多吃白色的食物对肺有益，如藕、花生、山药、番薯等。

熬成浓汤，才能补气血

想要用藕把气血直接补进身体，熬汤是有讲究的。一定要熬成浓汤，清汤寡水的藕汤无法发挥出补气血的功效。熬浓汤时，需注意以下三点。

一是要选粉藕、老藕。

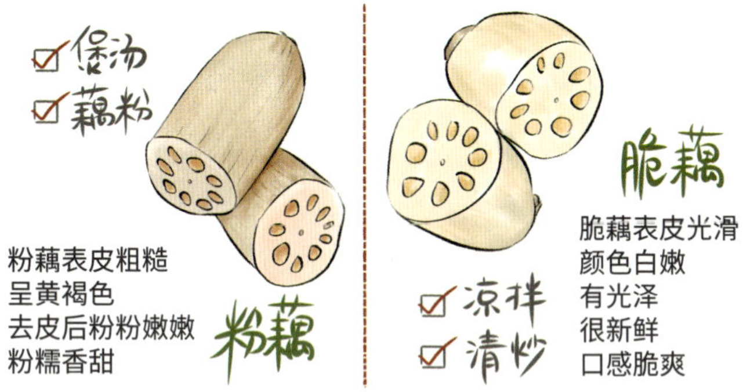

☑保汤
☑藕粉

粉藕表皮粗糙
呈黄褐色
去皮后粉粉嫩嫩
粉糯香甜

粉藕

脆藕

脆藕表皮光滑
颜色白嫩
有光泽
很新鲜
口感脆爽

☑凉拌
☑清炒

二是炖汤前要把藕拍碎。藕先切成小段，每段十字刀切成4小块，像拍黄瓜一样拍碎。

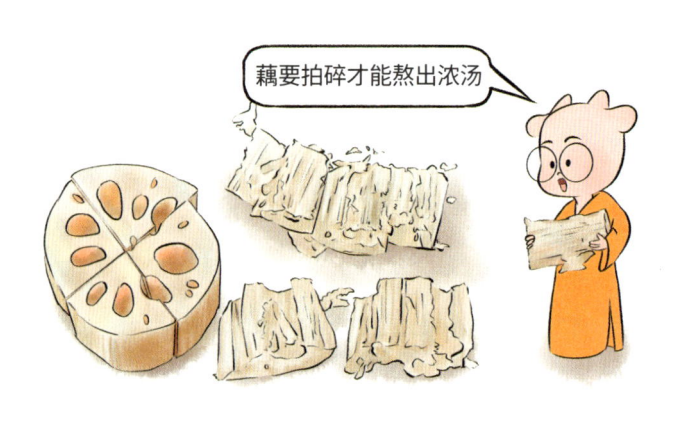

藕要拍碎才能熬出浓汤

三是汤要煲两小时。

炖藕，最好使用能存温且不费火的砂锅，把营养锁在汤里。

务必避开铁锅，因为铁和藕会发生反应，会使藕变黑。

疲惫、干燥、气血不足的人，在秋藕过季之前，可以将其熬成浓汤，多喝几次。

补血汤没有明显的人群禁忌。生脆凉拌的藕是凉性的，能清热，脾胃虚寒、阳气不足的人不宜多吃。但熬成浓汤，这个问题则迎刃而解，藕就变成健脾补虚的好食材了。脾胃健运，阳气也就更足。即使是脾胃虚寒的人，也能放心享用。熟藕和浓藕汤是非常平和滋润的。无论是 2 岁宝宝还是 80 岁老人，无论是哪种体质，想要补气血、补虚，都可以喝它。

很多时候我们在调理气血上不见效，是因为容易忽略一个很重要的问题：血液中要有足够的营养，才有滋养身体的能力。否则，即使你有足够的气血量，气血流动性良好，也不能给身体提供足够的滋养。莲藕对于脾胃的滋养，恰好弥补了这最后一步。脾胃功能越强，供给血液的"营养"就越高。难怪《随息居饮食谱》里说："但日熬浓藕汤饮之，久久自愈，不服它药可也。"每日一碗浓藕汤，阴虚血少的毛病，不用吃药，慢慢地自己就好了，多神奇。可以说，这碗浓藕汤，是真正的食疗补气血的王。

我的那位朋友，在喝了一段时间的藕汤之后，精气神恢复了许多，气色明显更加红润，皮肤也更加细腻，秋燥似乎没有影响到她的美丽。当然，还要配合着改变日常生活中暗耗气血的坏习惯。一边关闸，一边加水，气血很快就会充足起来。

秋天痰湿，
吃对一朵花改善症状

秋天的到来对痰湿体质的人来说可能是一场噩梦。夏天积累下来的"寒湿"，经过时间的洗礼和秋天的干燥，逐渐转化为"痰湿"。因此，很多人到了秋天就会感觉嗓子里的痰增多，既难以吐出也无法吞咽。痰湿带来的问题不仅仅是痰。

痰湿会带来口气。痰湿在脾胃，会反酸、胃灼热（烧心），这是因为痰湿把"坏水"堵在了上部。

痰湿会带来坏脾气。痰湿在肝胆，易导致人既优柔寡断，又脾气暴躁。胆主决断，痰湿阻胆，遇事就容易瞻前顾后，拿不定主意。而肝主疏泄，痰湿阻滞肝气的疏泄，导致脾气变差。肝胆相照，这两种情况往往是同时存在的。

痰湿会带来鼻炎。痰湿在肺，易导致流鼻血、鼻炎、皮肤过敏。肺开窍于鼻，主皮毛，肺的问题容易反映在鼻子和皮肤上。

痰湿会带来口腔溃疡。痰湿在心，易导致舌头生疮、溃疡。心开窍于舌，痰阻心窍，蕴积化热。

129

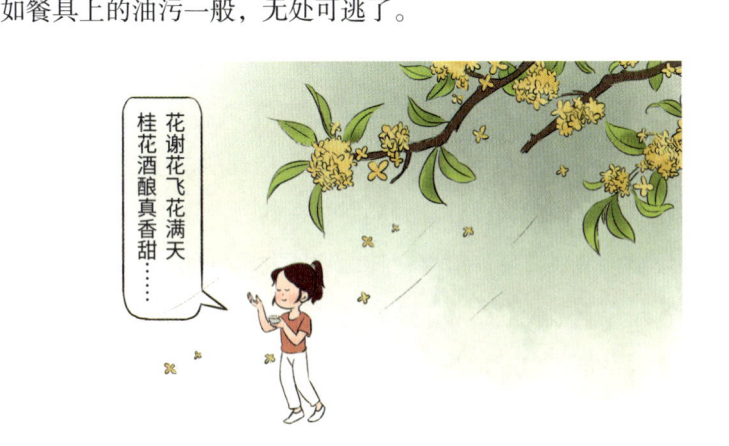

痰湿会带来耳鸣。痰湿在肾，容易耳鸣。因为耳为肾窍，"痰阻肾窍，清窍蒙浊"。

有上述症状的人，到秋天就不能再什么都不做了，需要给身体祛除痰湿。

痰湿最怕一朵花——桂花

春饮玫瑰，秋饮桂。说到祛痰湿，不得不提秋天的这朵花——桂花。

祛痰湿其实很简单，就像平时洗碗一样。洗碗时要用热水，油污才更容易被洗掉，不会一直凝固在碗上。痰湿从根源上讲是阴寒，就像是凝固在身体里的"油污"。对抗阴寒最根本的办法就是温化。《随息居饮食谱》记载："桂花辛温。辟臭，醒胃，化痰。"后代的医家则多将其应用于咳喘、痰多、口臭等症状的调理。桂花辛温，自带暖意。暖暖的一杯桂花茶入体，痰湿就如餐具上的油污一般，无处可逃了。

花谢花飞花满天
桂花酒酿真香甜……

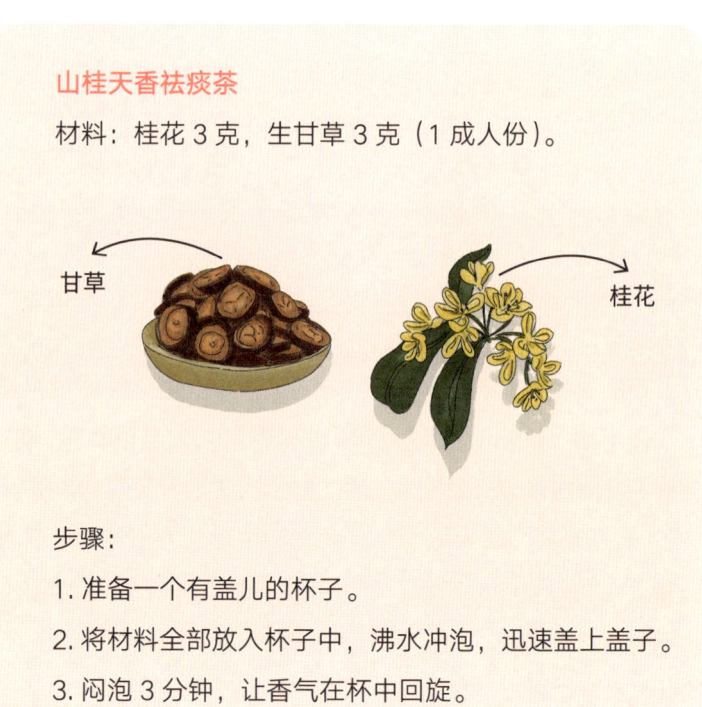

推荐一道桂花的食疗茶方，秋天痰多、痰湿重的人可以尝试饮用。

山桂天香祛痰茶

《遵生八笺》里记载的"古方天香汤"，制作颇费工夫，需要采集一箩筐的桂花才能制成一杯茶。我们早已无福享受，也无心享受。但不妨借古方之名，使用干桂花制作一杯简单的山桂天香祛痰茶，同样别有一番风味。

山桂天香祛痰茶

材料：桂花 3 克，生甘草 3 克（1 成人份）。

甘草　　　　　　　　　　　　　　　　　　桂花

步骤：

1. 准备一个有盖儿的杯子。
2. 将材料全部放入杯子中，沸水冲泡，迅速盖上盖子。
3. 闷泡 3 分钟，让香气在杯中回旋。

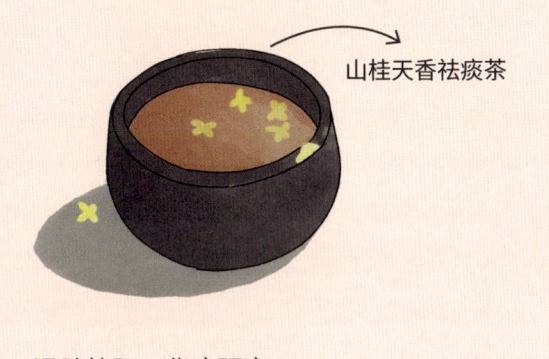

4.开盖时，蜷缩的桂花已经全部展开，馥郁的香气喷香入鼻。

山桂天香祛痰茶

功效：温肺补阳，化痰驱寒。

次数：一周 1～2 次，建议喝到立冬。

哪些人适合喝桂花茶

有痰湿的人适合喝。这道茶疗方既可以化掉身体的痰湿，让身体不堵、不寒、不虚，还可以提振阳气，温暖脾胃，改善阴寒、淤堵的体质。阳气足的人，身体很难堆积痰湿和垃圾。

"伤春悲秋"的人适合喝。秋意渐浓时，心情难免不舒展。只要是花和带香味的东西，都有疏通作用。桂花香可以抵达身体那些淤积的角落，疏通瘀滞、唤醒脾胃、驱除阴寒，让沉郁的肝气和心情得以舒展。

不喜欢喝药的人适合喝。从口味上来说，桂花馥郁，甘草甜润，整道茶喝起来非常享受。入口没有一点药味，只有萦绕不断的回甘，让人上瘾。

阳气不足、手脚冰冷、脾胃虚寒的人适合喝。白露过后就要进入秋天的后半段，寒意越来越浓，对于身体阳气和能量的耗损较大，此茶正好能够给身体提供温暖和阳气。

睡醒后嗓子干痒、不舒服的人适合喝。秋天比较干燥，平时午休起床后，嗓子会特别干，好一会儿才能缓过来。有一天午休起来，我发现嗓子里却很润，醒来时嘴唇也是闭上的，没有出现口呼吸的情况。看见杯子里喝了一半的山桂天香茶，才想起来应该就是它的作用。

桂花茶能温暖脾胃，不仅能祛除痰湿，也能运化出津液，缓解秋天嗓子干燥的症状。

哪些人不适合喝桂花茶

用桂花时，需要注意一个问题：桂花辛温，对身体过堵、热性较大的人来说，一时之间无法疏通这些垃圾，喝了就容易上火。为了解决这个问题，可以采取以下措施：一是将桂花的用量减半，或者是搭配罗汉果使用。罗汉果也是一种利咽祛痰的好食材，性味偏凉，单独饮用较寒凉，与桂花搭配可以达到平衡；二是多注意运动，让身体气血更加通畅；三是在根本上管住嘴，从饮食上调整，避免食用难以消化、甘肥厚腻、生冷的食物，如红枣、绿茶、甜点蛋糕、大鱼大肉、冰冷的食物等。保证不再给身体继续增加额外负担，痰湿才能真正祛除掉。

除此之外，以下这几类人不建议喝"天香茶"。

·阴虚火旺的人：此类人身材偏干偏瘦，舌头干瘦或有裂纹，易上火，饮用桂花茶可能会导致其上火。

·肝火旺的人：香味本就能舒展肝气，肝气疏泄太过，就表现为肝火旺。此类人需要食用酸性食物，收敛一下肝气。

·正在生病、吃药的人：芳香其实是一味药引子，可能会影响药物的吸收和疗效。

·积食的人：积食时不建议再用额外的东西给脾胃添负担。

·孕妇：正如宫斗剧中所描述的，会让人流产的麝香作为一种香料，是最香的一种，它的疏通作用最强，几乎可以打通任何一个角落的淤堵和肿块。天香茶里面有桂花，桂花是破血逐瘀的，普通香料，香草孕妇偶尔闻一下可以，不要经常闻、一直闻，所以孕妇不能喝桂花茶，带芳香气的东西也要少闻。

另外，在泡桂花茶时，我建议不要使用茶包。桂花零零散散地浮在水面上时，可以轻轻将它们吹开。这样做，一方面可以让阵阵幽香若隐若现，反扑到鼻子里，每喝一口都能再感受一次桂花的美好；另一方面可以稍微拉长期待的时间，这一杯茶竟越喝越香。这样一来，这小小的桂花竟为我的秋天增添了不少诗意。

秋天少感冒，
体质弱、脾胃虚常吃香菇

秋冬容易反复感冒的人，通常有两个特点。

一是虚，邪气来了挡不住。无论是血虚、阴虚还是阳虚，沾上"虚"字就意味着身体能量有所不足。

能量不足时，无法有效守卫体表和五脏关卡，邪气便能轻松攻破防线，长驱直入。试想，如果身体能量充足，也不至于稍微吹点凉风就难以抵挡。

二是痰湿重，邪气赶不走。痰湿重的人从舌苔上就能看出来，舌苔厚腻、黏糊、发白或者发黄。痰湿不仅能困住脾胃，让脾胃无法正常运化水湿，还能把风、寒、湿、热、邪缠住，壮大自己，使得邪气无法轻易排出。正邪拉扯过程中，人就会病情反复，难以痊愈。

要想在秋冬之际有效预防感冒，尤其是希望感冒一次后不再反复发作，确实有一个食材值得多食用，那就是香菇。香菇既能补充身体的能量，填补虚弱的缺口，又能化解身体的痰湿，帮助撑起正气的保护伞。

补虚又化痰的香菇，调节胃、脾、肝

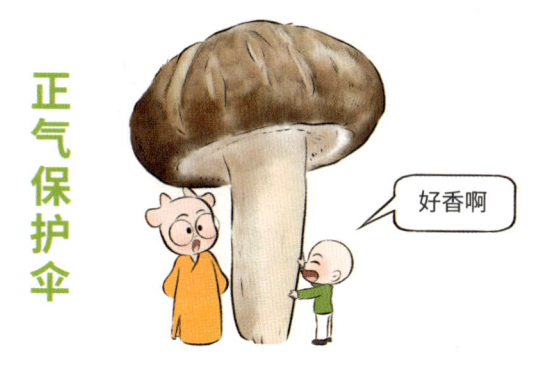

《中华本草》里记载，香菇有"扶正补虚、健脾开胃、化痰理气、解毒抗癌"的功效。这把小香伞之所以能承担补虚、化痰湿两大重任，是因为它能够调节胃、脾、肝三者的相互关系。

正气保护伞

好香啊

香菇入胃经，补胃气，让后天元气源源不断，充盈机体。一说到补，最怕的就是虚不受补。因为越有益的东西，越需要一个强健的脾胃去运化，否则有益的东西都堵在身体里不能被吸收，反而壮大了痰湿的队伍。

香菇之所以能成功补进身体里，在于它的性味平和，清淡好消化，不滋腻，即使是吸收不好的人也可以食用，这一点非常重要。它味甘，是脾喜欢的味道，"尝到了甜头"，脾就愿意去运化它；它性平，不肥甘厚腻，不会妨碍胃，胃愿意接纳它。中医讲"胃喜为补"。当这个食物能够让胃适应，不会出现胃疼、胃寒等不适，为脾胃所"喜"，就能够调补身体。有类似作用的还有米汤、山药。

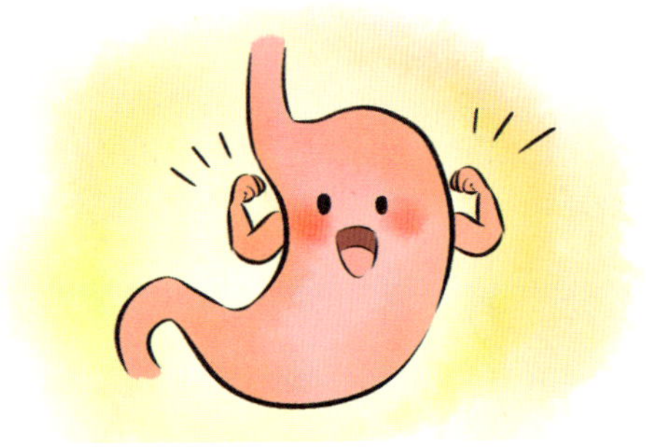

"胃气壮，则五脏六腑皆壮"，胃喜爱香菇，香菇就能用自身去补充胃气，再通过胃气去生化出五脏六腑之气，让后天元气源源不断充盈机体。无论哪个脏腑不足，都可以得到能量，自然能达到补虚的目的。而且香菇长得敦实、厚重，能量满满的样子，补进身体里很是实在，一口下去，比吃肉还舒坦。

香菇很香，能醒脾健脾，切断痰湿的来路。食物虽然都需要在胃中消化，但没有脾气的推动，水谷精微是无法被吸收和输送的。香菇用肉补了胃气，又用浓郁持久的香味去振作脾。芳香可以化湿、醒脾。为了让脾胃充分发挥搬运工的作用，将水谷精微输送到全身脏腑中去，脾主肌肉，脾主四肢，脾好了，人的身体力量就回来了。痰湿之所以顽固，也是因为脾虚，没有能力去运化，当脾恢复运转，自然就能切断痰湿的来路。香菇护肝保肝，能把血脂痰湿刷下去。痰湿的产生不仅与脾胃有关，也与肝密切相关。肝主疏泄，调控上中下三焦的津液布输，肝失常了，津液在身体各处堆积也会产生痰饮、水湿。

香菇是木生之菌，长于木上，得木气，归肝经，能养肝护肝。一方面能增强脾胃功能，运化水湿，避免痰湿黏滞在肝，影响肝的疏泄功能；另一方面能增强肝的代谢净化作用，将已经存在于肝部位的血脂痰湿等有效清除，促使它们通过尿液排出，从而为身体创造一个通透干净的环境。因此，经常食用香菇不仅能够帮助减掉腹部肥肉，还能解决高血脂和脂肪肝等问题，特别适合经常暴饮暴食的肥胖人群。

香菇的正确吃法

香菇适合脾胃虚弱、体内有痰湿及正气不足的人食用。它适合用于日常食疗养生、预防感冒和补虚化痰。如果身体不适时，如遇感冒期、腹泻期、积食期、大病初期、便秘期、出疹期或产后，则应暂时避免食用。《本草求真》："（香蕈）性极滞濡，中虚服之有益，中寒与滞，食之不无滋害。"《随息居饮食谱》："痧痘后、产后、病后忌之，性能动风故也。"对日常痰湿较重的人来说，最适合的是食用素香菇汤。整个冬天坚持食用，身体会有明显改善。

素香菇汤

做法：

1. 用几朵香菇直接煲汤，或者和小米一起熬煮食用即可。

2. 不添加肉类或其他食材，以减少高油高脂的摄入，让香菇充分发挥其补虚和化痰湿的作用。

3. 最好选用干香菇，因为其香气更浓郁，且与湿香菇的营养成分没有太大区别。用凉水泡发可以更好地保持香气。

如果痰湿的偏向较为明显，可以添加一些其他食材：

·寒痰重（白厚腻舌苔）：可以加入少量陈皮（每餐不超过10克），陈皮性温，能暖中焦，化寒痰。

·热痰重（黄厚腻舌苔）：可以加入少量冬瓜皮，其性凉且利湿消肿，有助于瘦身排水肿。冬瓜皮煮熟后可捞出，无须食用。

香菇性滞濡，不建议每天食用，每周2～3次即可。秋冬防病，对婴幼儿、老年人以及感冒高发人群来说，喝香菇汤是一种比较易接受的方式。炖汤可以根据口味添加番茄、豆腐、青菜、鸡蛋、山药、板栗等食材，也可以选择加入排骨或猪瘦肉等肉类。这道汤也适合孕妇食用，每周食用两次，有助于增强身体的正气。

除喝汤外，也可以尝试制作香菇焖饭。对一般人来说，预防感冒和补虚，荤素搭配的香菇汤或香菇饭都是不错的选择。每周食用两次香菇饭，可以增强正气，调理脾胃，为来年阳气生发打下良好的基础。

儿童版香菇牛肉焖饭

材料：米、牛肉、香菇、土豆、胡萝卜、油、姜、蒜、盐、酱油。

步骤：

1. 将牛肉、土豆和胡萝卜洗净后切丁，同时用电饭锅开始煮米饭。

2. 将牛肉丁下锅炒熟，再放入土豆丁、香菇丁和胡萝卜丁一同翻炒均匀，并加入酱油和盐调味。

3. 当米饭未完全煮好时，将炒好的牛肉、土豆、胡萝卜和香菇倒入电饭锅内。

4. 等到米饭完全蒸熟后，用铲子将饭菜翻拌均匀，再焖一分钟。

5. 出锅前再次拌匀一次。

牛肉味甘、性平，能补脾益气；土豆、胡萝卜都是根茎蔬菜，富含土气，对脾胃很友好；香菇香气持久，能促进食欲。

冬季 冬季胃易受寒，如何补回阳气

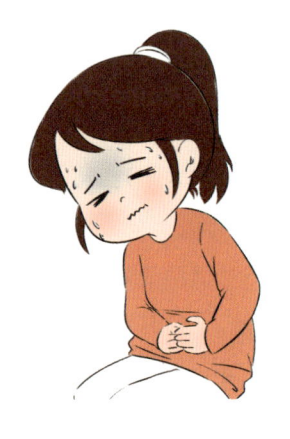

　　一位朋友表示胃部不适，我询问后得知她白天外出时受了寒，晚上又食用了大白菜，之后就开始感到不适。这种情况很容易理解。胃部本身喜暖，而她既受了外寒的影响，又摄入了性质寒凉的白菜。当寒邪侵入体内时，会导致体内气机内敛，腠理、经络和筋脉也会随之收缩而产生痉挛。在这种情况下，胃部气血凝滞不通，从而引发不适感。

那么如何化解呢？寒者热之，可以喝一碗葱姜红糖水，再用艾灸贴贴中脘穴，二者合力可温阳散寒、活血化瘀。最后盖上被子休息。

普通的白菜，为什么让胃难受

没有内鬼，引不来外敌。即使是在同样寒冷的天气下食用同样的白菜，正气充沛的人可能并不会感觉到胃部不适。除了平时要注意保暖与养护，问题的本质还在于有一个虚寒的脾胃。

容易出现胃痛的人通常是脾胃虚寒、阳气不足的。此类人一般具体有以下三种症状。

1. 舌淡苔白，脉沉迟无力。

2. 面色黄白，畏寒怕冷，四肢不温，没有精神。

3. 偏爱温热食物，进食冷凉的食物后不易消化，甚至感到疼痛。

对于这种体质的人，在寒冬腊月时节就要格外注意保暖和调养。这不是一种约束，而是一种保护自己的方式。

脾胃虚寒、阳气不足的人，多吃以下 3 种食物

1. 宜吃露天生长、接受太阳光照充足的蔬菜。

包括经过太阳晒干的蔬菜，如青菜干、扁豆角干、山药干等。这些食物吸收了自然界的能量，有助于补充阳气。

2. 宜吃温性的食物。

如黑米、紫米、糯米、醪糟、桂圆、核桃、牛肉、鸡肉等，

这些食物既暖身暖胃，又能补血补虚。

3. 宜吃用明火煮制的食物。

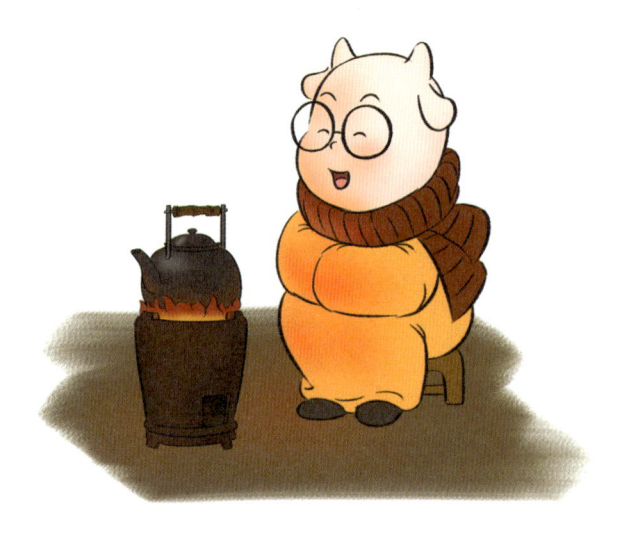

明火烹饪过的食物阳气更足。根据中医的理论，火能生土，食物经过长时间明火烹饪后，吸收了足够的火力，滋养脾土的效果更强。使用柴火灶则更佳。例如，有一位老师搬到了一个开门见山的地方，自己种植蔬菜，并在空闲时上山砍柴，回来后用柴火生火做饭，煮制出热汤，这样的烹饪方式不仅能让食物充满阳气，还能给人带来内心的喜悦。

脾胃虚寒，阳气不足，忌吃这 3 种食物

1. 凉拌的菜肴。

包括碗中的米饭，如果变凉，最好重新加热再食用。

2. 性质寒凉的食物。

如绿豆、茄子、黄瓜、柿子、螃蟹等，这类食物应适量食用，或者注意搭配温性的食材食用，否则脾胃虚寒的人食用后可能引发胃痛。

3. 冰箱里取出的食物。

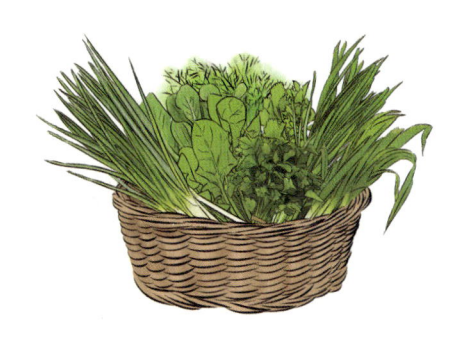

新鲜的食物代表着阳气和能量，反之亦然。例如，一位朋友在秋天的时候采摘长豆角后焯水并放冰箱冷冻，最近拿出后食用时感觉胃胀、不消化，这可能就是因为食物长时间冷冻，吸足了冷气，即便后来烧热了，但对脾胃敏感的人来说，依然存在影响。

脾胃虚寒，阳气不足，穿衣有 3 个诀窍

1. 穿背心，护中脘。

外出有必要时则穿上背心，保护中脘穴免受风寒。

2. 暖大腿，护脾胃。

保持大腿温暖，因为大腿正面是胃经经过的地方。脾胃虚

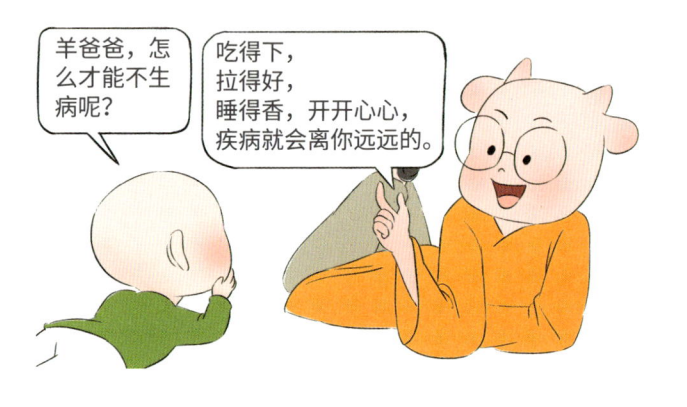

寒者轻敲大腿可能会感到疼痛，这表明胃经在此处循行不畅。

3. 暖小腿，生气血。

小腿上有足三里穴等胃经的穴位，确保腿部保暖有助于保护胃部健康。良好的胃部保健，可以促进消化，更易生成气血津液。

脾胃总是虚寒，也许是因为心情太糟

通常认为，通过注意加强外在保暖和改善饮食习惯可以帮助缓解脾胃虚寒的问题，但这可能并不足够。胃主受纳，不仅接受和容纳水谷，也受纳情绪。而最大的寒，则是情绪上的寒。

寒邪，并非单指受寒，还包括因心情的郁闷而带来的凝滞不通。情绪上的寒邪是无形的，也是力量最大的。要化解这寒邪，关键在于保持心情开朗。

脾胃不仅接纳食物，也接纳情绪。对于消耗自己情绪的人和环境，尽可能避免接触；如果无法避免，则尝试把其当作现实中需要面对与修炼的功课。每当遇到就视为提升自己心性的机会。

换一个角度来说，我们周围出现的让自己感到不舒服的人和事，实际上都是为了让我们更好地认识自己，并且帮助我们醒悟。

如果我们愿意面对、接纳周遭的一切，并对此负起责任，仅仅是这一个心念的转变，就能让事情变得有所不同。你会发现有些事情会自然得到改善，有些问题会自行消失。即便还有一些遗留问题，但如果我们保持正念、觉知和清明，清理好自己的内心，当内心变得光明纯净时，那么由内在投射出来的外部世界也会从此变得相对圆满。

冬天鼻炎重、心情差，多晒太阳补气宽心

一位朋友提到，随着天气转冷，她感觉自己有些抑郁。听到这话，朋友们纷纷表示关心，并给出了各种建议，包括注意保暖、避免生冷食物，以及多晒太阳。过了三日，这位朋友反馈说：连续晒了几天太阳后，她现在感觉好多了。大家都为此感到欣慰，其中几位朋友受到启发，也由衷地分享了他们自己晒太阳的收获。

好处一：晒太阳后鼻炎减轻。

晒到肺俞穴有助于温肺散寒化湿，由于肺开窍于鼻，因此可以缓解鼻炎症状。

朋友 A 的经历：她平时比较喜欢待在家里，偶尔外出散步，一般也是在晚上。某天中午，她为了找人，在一个陌生的小区里走了很久，被太阳晒得身上出汗，当时有些烦躁。可是令人意外的是，第二天早上起床时，她的鼻炎竟然没有发作，没像

往常那样不停打喷嚏和擤鼻涕。从此以后，她就开始刻意在中午晒太阳，一段时间下来，鼻炎发作的频率明显减少，发作时的症状也大为减轻。

好处二：晒太阳后，胃口改善。

晒后背，晒到脾俞穴、胃俞穴，健脾暖胃，化积消食，所以能打开胃口。

朋友 B 的经历：她在写字楼上班，中午时同事都在吃饭，但她感觉胃里还有食物未消化，没有食欲。于是她出门，找到一个有阳光的地方晒后背。几分钟后，她感觉身体渐渐变暖；又过了一阵，她体会到胃气开始翻动，想要打嗝；继续晒太阳后，后背微微出汗；她吐出了一些痰，胃里感觉舒适许多；一会儿，她就有了饥饿感。

好处三：晒太阳后，情绪改善。

晒背至心俞穴可以补充心阳，心在志为喜，从而改善低落和抑郁。

朋友 C 的经历：中午的时候，她在阳台晾衣服，本想晾完就去做饭，但由于那天阳光充足，晾了几件衣服后，身上暖洋洋的，她很贪恋这种感觉，于是坐在那里晒了大约 20 分钟的后背。那天，她感觉阳光晒进了心里，从离开阳台到做完饭、吃完饭，再到午睡醒来，她的后背一直保持着温暖，尤其心俞穴所在的位置。那天下午，她感觉非常开心和喜悦，外出时脸上总是挂着微笑，主动与人打招呼。在手机上与人交流时，她在每句话后面都会附带着一个光芒四射的小太阳表情。而且，作为很少发朋友圈的人，那天晚上她破例在朋友圈发布了一条动态。

晒太阳、晒后背，哪些人更适合

通常所说的晒太阳主要是指晒后背。中医认为，背部属阳，腹部属阴，后背上有两条非常重要的阳经：督脉和膀胱经。

一方面，背部的脊柱是主管一身阳气的督脉所在。晒后背就像是利用督脉这根"天线"，将自然界中的太阳阳气引入体内，让心、肝、脾、肺、肾等脏器充满阳气。另一方面，脊柱两侧的膀胱经上分布着心、肝、脾、肺、肾等脏腑的腧穴，这些都是脏腑经脉之气的重要聚集之处。

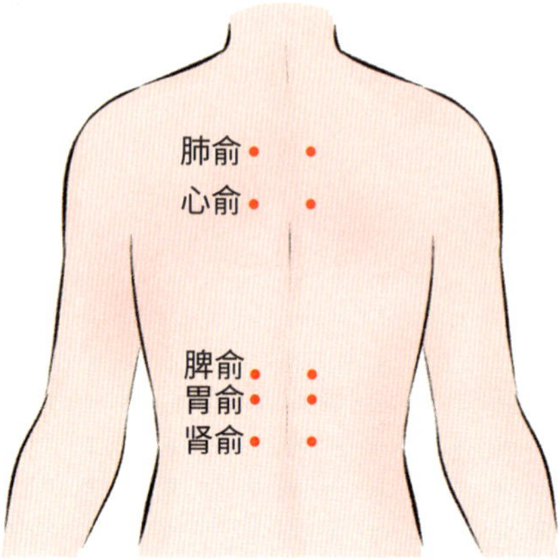

适合晒背的人群：

· 胃口不佳的人。

- 有鼻炎的人。
- 性格内向、寡言少语、情绪低落的人。
- 在室内学习或工作、少见阳光的人。
- 舌苔白的人。
- 平时体内有寒邪、手脚冰凉的人。
- 身体酸痛、有湿气、小毛病较多的人。
- 喜欢艾灸，但因冬天天冷而不方便艾灸的人。

不适合晒背的人群：
- 舌苔黄的人。
- 阴虚火旺的人。
- 体内有实热的人。
- 容易头晕的人。
- 脸上长痘痘的人。
- 体弱，晒太阳感到不适的人。

晒太阳有效果的 4 点细节要掌握

要想晒太阳有效，要把握以下细节。

1. 选择无风的地方。晒太阳后，人体毛孔打开，如果吹到风，邪气就会随之入侵。

2. 晒到微微出汗即可。如果还想继续晒，可擦干汗液或者换掉内衣再晒。

3. 晒太阳后补水。如果感觉口干，应及时补充水分或者米汤等。

4.晒太阳的时间。一般晒半小时左右，具体时间可因人而异。例如，一位母亲和孩子一起晒1小时太阳，母亲还没出汗，而孩子后背早已湿润，这时就需要调整晒太阳的时间。

平时没有时间晒太阳的解决办法。

1.选择中午时段晒太阳。此时太阳能量最强，花费时间少，效果也较好。

2.穿上黑色衣服晒太阳。黑色衣服吸热快，节省时间。

3.周末专门安排时间晒太阳。许多时候，大自然提供了免费的疗愈方法，但由于过于平常，我们又心向外物，以致视而不见。

在平时生活中，除了通过晒太阳增补阳气，还可以白天吃一些温性的食物、太阳晒过的食物，或者晚上盖太阳晒过的被子。尽量早点休息，因为熬夜很损耗阳气。阳气即正气，当一个人阳气的出大于入的时候，就会出现正气不足、免疫力下降、疾病增多的情况。正如这样一段话描述所说："纯真的乡村生活是这样的：人们早睡早起。早起是因为有太多的事情要做，而早睡是因为没有太多的事情要想。"

冬季储藏能量，
为新一年做好防、藏、养

冬季养生对于即将到来的新一年至关重要。因为冬天是我们每个人最宝贵的"种子"得以滋养之时，也是我们的"根"得以稳固之时。只有我们的种子足够饱满，根扎得足够深厚稳定，到了新一年的春天，才有足够的能量支撑阳气的升发。所以在冬天要做好三件大事：防、藏、养。防的是寒邪，藏的是阳气，养的是肾精和心神。

防寒：守好身体最外面的保护层

防寒最基本的是要穿暖和一些。暖和的程度应是手脚都温暖，但身体没有出汗。手脚是身体的四肢末端，是距离心脏最远的地方，所以手脚暖和基本上说明全身都相对暖和了。

关于冬三月养生，《黄帝内经》里有一句是"无泄皮肤"的说法，意思是进入冬季时，应避免暴露皮肤。因为皮肤是身体最外面的保护层，如果皮肤这道防线被攻破，体表的阳气就容易流失。因此，除了保证暖和之外，我们还需要保护好皮肤，特别是容易干燥瘙痒、龟裂甚至长冻疮的部位，要做好保湿工作。

膀胱经主一体之表，是最容易受寒的经络之一。因此，可以通过冬季晒背来驱散膀胱经上的寒邪，使背部温暖。这样不仅能提升自身的防御能力，还能让督脉的气血活跃，提振全身的阳气。

藏阳气：留住体内小太阳

"冬三月，此谓闭藏。"在这个时期，身体本身的阳气会顺应自然规律，往里向下潜藏。天气越冷，阳气收藏得越彻底。我们要做的就是把体内阳气的库存收好，不要让它轻易流失，并找到阳气的漏洞，及时填补。在冬天，阳气储存得越好，来年升发的力量和"后劲儿"越足。

那么阳气最常会从哪里"泄露"出去呢？

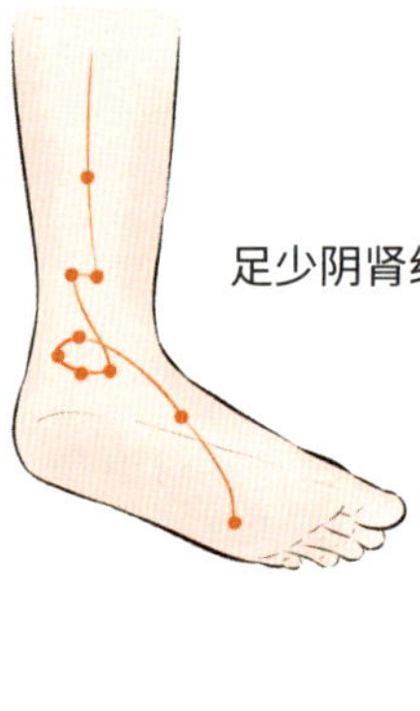

足少阴肾经

153

1．从脚底"泄露"

"寒从足下起"，每当天气变凉，全身上下温度变化最明显的就是足部。这是因为肾经起始于足底，秋冬季节足部很容易受寒而导致脚冷。寒为阴邪，阴邪会伤阳气，如果足部一直冰凉，阳气就没法好好地储存，而是会不断地被损耗。

脚凉的人，冬天可以多泡脚，在水中放入艾草或者生姜，把脚泡暖和再睡觉。不仅睡觉时可以穿一双宽松的袜子，出门也可以穿厚点的鞋子或多穿双袜子。

2．从脖颈"泄露"

"风从项后入"，风寒最容易从背部经络的诸多穴位侵入，如后脖子处的风池、风府、大椎等穴位。在冬天起风的日子里，一定要保护好这些穴位。可以穿高领的衣服，并用围巾护住脖子。

3．从不当的生活习惯"泄露"

"无扰乎阳"，冬天养生最忌讳的是"扰阳"，即时不时打扰阳气，不让它好好歇着。比如，起太早或睡太晚，都属于打扰阳气。冬天太阳没出来的时候比较阴寒，尽量做到"早卧晚起，必待日光"。如果早上没办法等到日出后再出门，那么晚上就要尽可能早些回家，早点休息，睡觉最晚也不要超过11点。比如，运动出大汗也是扰阳，阳气和津液随着汗液流失而外耗，导致阳气库存不足。所以冬天的运动一定要适量、适度。比如，衣服穿得不够保暖，甚至让腿脚或者其他部位裸露，这也是扰阳，阳气该储存的时候却不得不外泄，等年纪大了，可能会出现小腹凉、关节痛等问题。

养精蓄锐，肾精足、心神收、人安稳

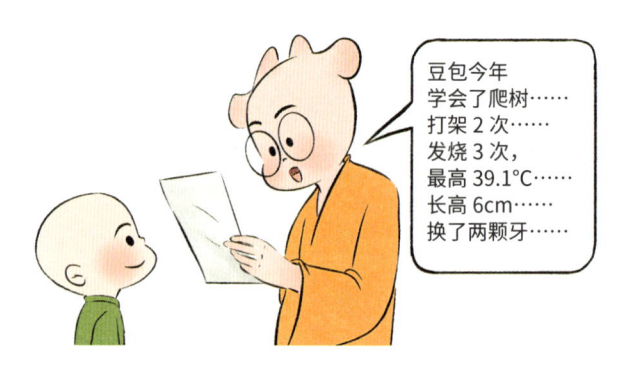

每到年底，总有些时候会心里不安、不踏实，对未来感到迷茫。因为这是一年到头需要"算总账"的时候，似乎不得不去面对一整年偷的懒、欠的债，以及那些做得还不够好的地方。但《黄帝内经》也教我们了，应该"使志若伏若匿，若有私意，若已有得"，也就是说，在冬天时，心志和情志都要收敛起来，趋于向内，不显山露水。这已经不再是向外"求"的时候了。如果这一年没有学习到位，那么就接纳也许会考试失利的结果；如果工作上进展不太顺利，那么也真诚地面对，接受或许有点惨淡的业绩。

> 豆包今年
> 学会了爬树……
> 打架 2 次……
> 发烧 3 次，
> 最高 39.1℃……
> 长高 6cm……
> 换了两颗牙……

冬藏的态度并不是说到了现在再去苛求一个结果，非要为了目标再冲刺一波，也不是让大家为了眼下的事情而发愁恐慌，而是建议我们诚实地面对这一年的得失，接纳必然的结果，特别要多看看那些好的方面，不管多少，都当成自己最宝贵的收获。同时反思未来有哪些可以改进的地方，立下新一年的志向。

未来没有什么可害怕的，放心大胆地去做就好。

过度的情绪反应，如怒气、喜悦、悲伤、思虑和恐惧，会损伤人体的五脏，影响体内的阳气储存，进而影响肾脏功能，减少变成身体的"精"气，所以在情绪上尽量要平和。可以参加一些修身养性的活动，如练习书法、静坐、瑜伽以及绘画等。要养好肾气肾精，应食用一些对此有帮助的食物。

多吃坚果。坚果大多数都是藏在坚硬外壳下的种子，既然是种子，就蕴含着充足的生命能量。它的坚硬外壳可以将能量深深地储存在内部，以便抵挡寒冷的侵袭。中医认为，坚果性味偏温热，在其他季节食用容易上火，而冬季食用有御寒的作用，同时它们大多有补肾健脑、强心健体的功效，冬季对应的是肾脏，所以冬季多吃坚果易于进补。建议每天的摄入量不应超过 30 克，常食用的坚果包括核桃、板栗和花生等。

多吃黑色食物。中医理论认为黑色可以入肾，养肾精。冬季是较好的养肾之际，在平时可以吃些黑桑葚、黑芝麻和黑米等黑色食物。

冬天不仅是大自然的休憩和个人内心的反思，也是新的希望和开始。正如雪莱所说："冬天来了，春天还会远吗？"

第三章

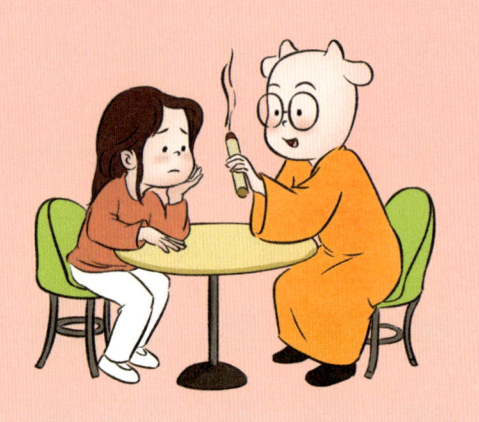

补血养心，
女性身心更健康

痛经、气郁、肚子凉，
一种厨房小料让身体更通畅

朋友艺柔性格一向宽容隐忍，极少和人争吵。但她常常将不满压抑在心底，独自承受着。有一次，艺柔因为女儿的舞蹈课与丈夫起了争执。当时，舞蹈课快要考试，女儿每天都在坚持练习，而艺柔的丈夫却执意要在这个时候让她给孩子请长假，原因是在外地的奶奶想念孙女，希望孩子回家过暑假。为了孩子能跟上班里的进度并顺利考试，艺柔拒绝了给孩子请长假的要求。

艺柔的丈夫对此很不满，他说："我不信这班里其他小孩都不请假。请不了假就退课吧，想学等暑假结束再报名。何必现在拒绝，让妈妈（婆婆）不开心呢……"艺柔没有跟他争吵，只是坚定地拒绝了立即回老家的提议。因为丈夫完全没考虑到女儿练舞这一年来的坚持与努力，也不能理解从头开始学习的艰难，艺柔气得午饭都吃不下。尽管窗外艳阳高照，但她却觉得仿佛置身冰窖，对眼前这位自己选择的伴侣失望透顶。最终，

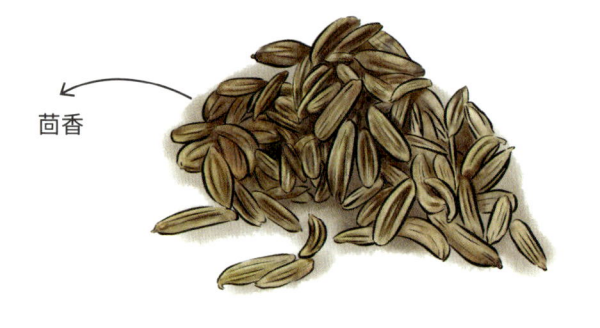

艺柔打电话给婆婆，请她来家中暂住一段时间，问题才得以解决。

我们经常遇到这种情况：事情虽然解决了，但情绪并不能马上得到舒缓。生气时，坏情绪就如同吃下的冰镇西瓜一样，会让本就虚寒的脾胃更加不适。每当食物和情绪的"冷气"攻击到身体时，身体会明显抵抗，先是腹部感到沉重，喉咙也会有些堵塞，吃饭时会感觉胃里有股气，无法继续进食。这些气有时集中在上腹部，有时则在小腹，无论在哪儿都会引起隐隐的疼痛。人们可能会不由自主地想通过打嗝或揉腹来排气缓解疼痛，但往往效果不佳，这种不适感每次要持续大半天才能逐渐消散。严重的时候，因为生气甚至可能出现发烧的情况。

由于经常要面对这些阴寒的情绪和"气"，在这给大家推荐一种实用的方法：可以使用一种常见的香料——小茴香。爱吃肉的朋友它一定不陌生，炖肉的时候加了小茴香，吃起来香而不腻，也让肉变得更容易消化。这是因为小茴香性质辛温燥烈，走而不守，药性比较猛。而能补益身体的肉类都比较滋腻，容易沉积，小茴香的加入正好可以疏散，使得炖肉既美味又易于消化。

茴香

159

这个道理同样适用于我们的身体。

老话说:"恶语伤人六月寒",不仅寒凉的食物会损伤脾胃,不良情绪所带来的寒凉同样也不容小觑,它们都会导致腹胀腹痛,甚至让人食欲不振,严重时还可能引发干呕。正如艺柔那次被丈夫气到吃不下饭,全身冰冷。而腹部之所以会疼痛,是因为寒凉的环境让身体气机无法正常循环,这些气机受阻,积聚一处,开始到处乱窜,从而带来痛苦。这个时候,利用能散寒理气的小茴香,帮助腹部顺畅,驱除寒气,腹痛的症状就能得到缓解。每当感觉肚子疼痛不适的时候,我都会给自己泡一杯茴香茶,暖暖的茶汤带着茴香的香气。它非常温和,喝下没有预想中强烈的排气感,反而是感觉整个腹部从上到下都变得暖暖的,腹痛的感觉也逐渐消失。一杯热茶喝完,我没有排气,反而排出了些沉积、发绿、无味的硬便。

中医认为,这是虚寒引起的便秘,是由于寒邪而导致的废物凝滞。现在借助小茴香温暖而有力的药性,促使这些凝滞物顺利排出。大家可以用小茴香来调理气滞腹痛的问题,而且它对于缓解痛经的功效也是不容忽视的。小茴香是种子,种子入下焦,其绿色又入肝经,能帮助疏散肝气,而且它还有理气散寒的作用。

当我把这个茶饮推荐给一位患有痛经的朋友后,她第二天就反馈说:喝了这个茶,感觉月经来得更加顺畅,腹部也舒服许多。

以下几种情况适合使用小茴香:

· 脾胃虚寒的人,肚皮摸着较凉,尤其食用凉食就感到不适的人。

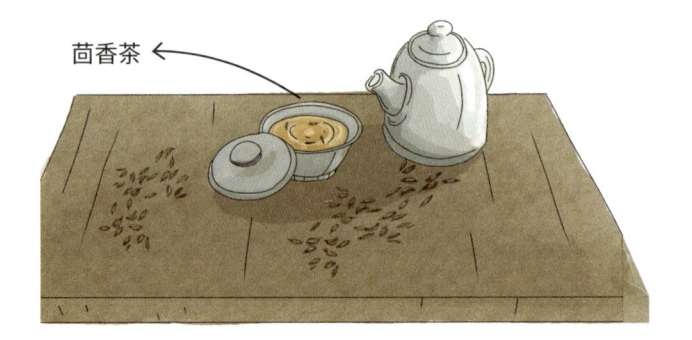

·小腹也偏凉，月经期间怕冷，喜欢热敷。

·生气时感觉气堵在胃里难以排出，需要通过放屁或者打嗝后才能缓解。

·小便较频繁，喝水后很快就想去厕所。

这些情况下可以试试小茴香茶，帮助温暖胃肠，疏通阻滞的气机。

小茴香茶的制作方法：

小茴香取材方便，使用也非常简单。当感觉肚子痛或不适时，可从厨房的调料盒子中取出十几粒小茴香，放入杯中，加入两块冰糖，再冲入沸水即可。

茴香茶

随手拿一只玻璃瓶泡了一杯简单的茴香茶。

茶还没入口，就已经带来视觉上的享受了。直接冲泡是最简单的饮用方式。

如果你特别不喜欢小茴香的味道，还可以试试这道美味的茶饮：红香茶。

红香茶

材料：小茴香、红茶。

步骤：

1. 先将小茴香放入无油无水的铁锅中，开火干炒至颜色微微发黄并散发出香气。（可以一次多炒一些，放入瓶子里存放备用）

2. 冲泡时，取 10 ～ 20 粒炒过的小茴香，配上 3 克红茶叶，沸水冲泡 5 分钟后即可饮用。

小茴香的饮用禁忌：由于小茴香性质辛温燥烈，所以特别适合体质虚寒又气机不通的人使用。但有实热、阴虚上火等热证的朋友则不适合饮用。特别是正值夏季，如果出现心烦、失眠多汗、眼痛、耳痛、咽喉红肿疼痛、口舌生疮、舌红苔黄、口臭、胃部灼热、小便短赤，甚至尿痛等热症的时候，就一定不要用小茴香了，以免加重身体不适。另外，孕妇、产妇和 3 岁以下的儿童因体质特殊，日常烹饪时适当使用小茴香即可，不宜饮用此茶饮，以免小茴香的热性影响身体，引起不适。

夏天来临时，天气逐渐变暖，但大家仍然会喜欢温暖和让人开心的事物。在生活中，一杯驱寒理气的热茶、一件感人的小事或朋友一句暖心的问候，都能让我们感到温暖和舒心。

多囊卵巢、不易怀孕，
"暖宫法"让身体暖起来

对一些备孕困难的人来说，早点正视自己的体质可能非常重要。

29 岁的佳慧在医院被诊断为"多囊卵巢综合征"。医生告诉她，想要自然怀孕很难，建议尝试试管婴儿，并给她开了促排卵药物。没有任何心理准备的她，得知消息后就大哭一场，既害怕又伤心。她并没有服用药物，而是开始辗转各大医院求医。30 岁的佳慧又被诊断出一侧输卵管堵塞，这意味着那侧的卵子根本无法顺利进入子宫，自然怀孕的概率更低了。之前一年的奔波与付出似乎都成了徒劳。32 岁时，佳慧好不容易自然怀孕却又遭遇胎停。她当时内心几乎是崩溃的，她不明白为何想拥有一个孩子就如此艰难。

在接二连三的打击下，佳慧再也不奢求自然怀孕，转而求助于试管婴儿技术，但即使如此，她仍需等待：每个月都要抽血查验，等身体达到进行试管婴儿的标准。

歌德说："没有在深夜痛哭过的人，不足以谈人生。"眼泪有时代表软弱，有时却是坚强的象征。面对困难，佳慧不想轻言放弃。转机发生在准备尝试试管婴儿的半年前。佳慧在网络上遇到一位跟她一样患有多囊卵巢综合征的女性，这位女性用中医方法自行调理后受孕了。这给了佳慧新的希望，她再次被激励到，决定通过中医最后尝试一次。

她开始查资料，观察自己的身体情况，并学习辨证：她的舌体胖大有齿痕，冬天手脚冰凉，腹部和臀部感觉寒冷，胃脘处寒凉且摸着偏硬，容易腹泻，脸色偏黄偏暗，这些症状表明她脾胃虚寒且有湿气，有些许淤塞。她的月经经常延迟大半个月且有血块，来月经时腰酸且小腹坠痛软塌，这是有瘀血，下焦空虚。此外，她日常精神不佳，多梦，这是气虚的表现。通过观察，她意识到寒与堵是身体最大的问题，同时还伴随着虚。抱着"死马当活马医"的心态，她又开始翻书，想找到排寒、疏通堵以及补虚的办法。在一系列的自我调理下，佳慧的手脚逐渐温暖起来，冬天也不再冰凉。过了一段时间后，来月经时不再有深色血块，没有痛感，也没有腰酸，经血变得十分畅通。最重要的是通过那段时间的饮食忌口与合理运动，她的情绪变得更加积极，精力也更加充沛。

就这样过了大约 100 天，在距离准备尝试试管婴儿还有两个月的时候，佳慧竟然再次自然怀孕了。幸运的是，这一次怀孕期间并没有出现任何意外，从怀孕到生产都一切顺利。如今，佳慧的孩子快 6 岁了，在中医的调养下一直健康成长。

备孕根本：让身体暖起来，情绪流通起来

在西医中，多囊的"囊"是指卵巢里面储留的小卵泡。多囊卵巢综合征是指卵泡发育差，不能形成优势卵泡，导致无排卵。中医认为，其病因复杂，是肝、脾、肾三者功能失调引起的，形成了痰湿和瘀血这两种病理产物。

肝失调，多半是情绪导致的。佳慧确实经常容易不开心，一点儿小事都让她焦虑不安，确诊后这几年，更是时常处在崩溃的边缘。肝气不舒，就容易将气堵在身体里，形成瘀血。

脾、肾失调，和饮食习惯、作息规律以及身体的基础条件都有关系。脾和肾是阳气的主要来源，脾胃虚寒，肾阳不足，湿气无法祛除，就容易形成痰湿。

痰湿、瘀血重浊，堵在胞宫中，所以月经周期不规律，常伴有血块。痰湿属阴寒物质，子宫阴寒会影响胎儿在此环境下生长。

对多囊的女性来说，让自己"暖"起来、"流通"起来是备孕的关键。身体暖起来，气血得以流动，才能排出痰湿和瘀血；小腹暖起来，意味着子宫也开始变得温暖，而子宫就像是孩子的房子，房子温暖，孩子才能安心成长。

情绪也需要流通，这样才能找到出口并得到疏导。

暖宫备孕：改变饮食

很多人在备孕前的饮食习惯并不健康。

想要减肥时，黄瓜和水果是常态；出门逛街时，珍珠奶茶

和冰激凌是标配；很多人喜欢海鲜，也会经常食用；爱上烘焙时，早餐经常是蛋糕配酸奶。虽然入口冰凉，胃也不太舒服，但很少有人去思考这样的饮食是否合理。

而且很多人即使不渴，仍然坚持每天喝够 8 杯水。实际上，从《黄帝内经》中可以了解到，虚寒、痰湿体质需要忌口，需要停止食用所有生冷、油腻的食物，而且喝水也要做到不渴不喝，渴时必喝热水，每次喝 3 小口即可。

一日三餐需奉行"粗茶淡饭最养人"的原则。

早餐可以是养脾胃的小米粥，搭配馒头或包子；午餐可以是小米和大米一起煮成的米饭（如果不习惯纯小米米饭的口感），再配上一种蔬菜和少量的肉类；晚餐可以减少食量，避免脾胃感到撑胀，给其足够的消化时间。

坚持这样的饮食一段时间后，会发现自己的体态有所改善，站着的时候小腹不再凸出，精气神和体力也有了显著提升，每天大便成形且不再腹泻，这都是阳气充足、身体寒湿被排出的表现。

暖宫备孕：艾灸有关键作用

从不孕到成功怀孕，对佳慧起关键调理作用的是艾灸。《名医别录》："艾叶生肌肉，辟风寒，使人有子。"艾灸的补气、温通、化瘀和祛湿的作用非常强大，非常适合调理女性因寒凉导致的元气亏损。

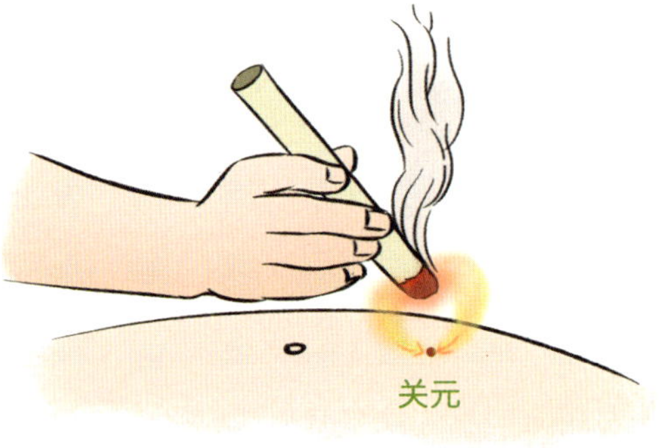

关元

好处一：艾灸可以补元气。

艾灸关元穴和肚脐可以培补元气；艾灸命门穴可以补肾阳；艾灸下肢的三阴交穴、足三里穴、涌泉穴和八髎穴可以改善脾胃，疏通气血，调理下焦空虚。

手持艾灸效果最佳，灸不到的部位，则可以使用工具进行艾灸。每天灸两个小时，我连续灸了3个多月，直到怀孕才停。

艾灸的时候，要温不要烫，重要的是灸感。温而不烫，有渗透感和暖流游走的暖意，这样的温补和温通效果才是最好的。艾灸的热不是停留在表面，而是能通过穴位渗透至体内。比如，在艾灸肚脐时，腰腹很快就感受到被暖流包裹，甚至穿透到对面的命门穴，继而慢慢地腿部和脚部都有暖流涌过。刚艾灸完时，感受到的不是暖，反而是冷得打哆嗦。

冷是因为自身寒气因艾灸而向外排出，这是个好的迹象。我也曾经历过在天气凉爽的时候艾灸，整个腿上都在冒水珠，甚至肚子和胃脘区域也冒出许多水珠，那个时候有了正在排出毒素的感觉，非常舒服。

167

多次艾灸后，再次艾灸肚脐时，就能体会到全身暖乎乎的，这种温暖很快就传递到脚部的涌泉穴处，脚也迅速变得暖和起来。

好处二：艾灸可以收心神。

艾灸除了补元气外，还能帮助收回心神，让人觉得身体和心神融为一体，而不是一种散乱的状态。

艾灸3个月后，佳慧的身体就逐渐恢复了正常。其间，有1个月没来月经，但她已不再像之前那样慌乱，她知道这是身体在自动调整，后面会慢慢地恢复正常。艾灸后，她的体质有了很大提升，以前精力不够，不想说话，走路多了就觉得累，艾灸后感觉体力变好，出门运动的时候也不会怕累了，脸色也变得更加健康。月经来临时，那些血块、腰酸和经期的那种坠痛感都消失了。

艾灸有百日筑基之说。也就是艾灸100天，身体体质会有个提升，得坚持且不能急。

艾灸过程的要点：

· 艾灸前：要心平气和，过饥过饱都不要做。

· 艾灸时：要温而不烫，有渗透感和暖流游走的暖意。

· 艾灸后：要用灭火桶或者密封铁盒子，不要浇水。

艾灸的注意事项：

1. 多选择白天进行艾灸，若在晚上进行，不应超过9点，避免扰阳。

2.若使用过程中感觉过热或者出现红疹、瘙痒等不适，应立即停止。

3.若使用后出现水泡，应避免接触水，做好消毒措施，3～5天身体会自然吸收，必要时需就医。

4.灸后2小时内不能洗澡。

5.孕妇、皮肤过敏者或患有重大疾病者，使用前请先咨询医生。

暖宫备孕：无压环境、优质睡眠、适当运动

面对巨大的工作压力和备孕压力，佳慧的身心状态每况愈下。在国外出差时，佳慧都要带上药罐子过去熬药，边工作边调理，效果却并不理想：睡不好、心情差、焦虑多……在经历了一次胎停之后，她决定放下工作，在家专心调理身体。没有外在压力，身心放松后，睡眠质量明显提高了。睡眠好了，佳慧整个人也更开朗，头脑更清晰，不会因为一点小事就不开心。她意识到，想要给自己营造一个舒服的备孕环境至关重要，保证充足的睡眠可以帮助我们修复疲惫的身体，补充丢失的气血和能量。

在调理过程中，尽量要放松身心，避免情绪的大起大落，不给肝、脾添"堵"。有时候情绪波动大，可以在早上和晚上睡前做一些舒缓的瑜伽拉伸，伴随着冥想音乐，也可以做站桩和静坐。

除了减少压力和调整睡眠，适当的运动也很重要。佳慧以

前不太喜欢运动。周末时，她会去公园，带着垫子从下午躺到傍晚，晒上大半天的太阳，才觉得找回了自己。更多时候，她会感觉整个人的神都飘在外面，人也是晕乎乎的。后来为了备孕，她开始周末户外快跑，整个跑下来大汗淋漓，发现状况不仅没改善，反而更加疲惫，消耗也更大。其实，像她这样体质较弱的人来说，根本不适合中高强度运动。后来，她换成了更适合自己的慢跑或快走，跑5公里会出点汗，但是不至于大汗淋漓，也不会感到太累。慢慢地，这样简单的、低强度的运动让她感到能量充沛，身体变得越来越轻盈有力。她觉得自己更健康了，对于孕育一个孩子也更有信心了。

佳慧也开始调整对待事物的态度，她开始更多地关注积极的一面，不再直接给别人下负面定义。因为她的心是阳光的，所以她看到的也是别人阳光的一面，这让佳慧的生活态度和人生态度都上了一个新台阶。

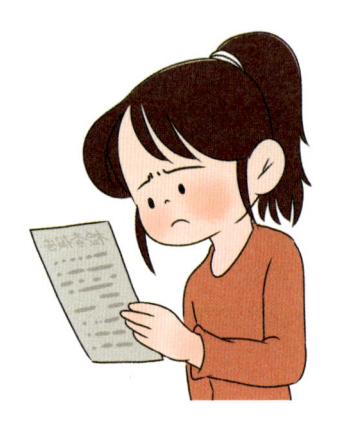

乳腺结节、囊肿、纤维瘤，
多面调理，疾病不慌

单位体检时，27岁的佩琳被医生告知右侧乳腺附近有一个纤维瘤，还有几个囊肿和结节。拿着报告单去咨询时，遇到一位温和的女医生，她对佩琳说：没事的，观察就好。佩琳那时还未婚，没有男朋友，得知乳腺问题后内心感到不安且紧张。即便医生只是建议观察，佩琳仍难以避免胡思乱想：万一病情恶化呢？自己才二十多岁呀。为什么是会自己……

随着时间推移，佩琳慢慢平静下来，并着手研究病情。除了查找各种专业文献资料外，她还咨询了许多从事医疗工作的同学。从临床经验到文献资料，佩琳了解到医院的治疗方案大体是：观察为主。每 3～6 个月做一次 B 超，如果肿瘤大小不变则继续观察。如果增大到一定尺寸，则考虑手术切除。这意味着，除了观察，基本上无法采取任何措施阻止其发展。这种方式不适合佩琳，她想试试中医，并做了以下尝试。

第一，不把注意力都放在疾病上，而应该放在自己的健康上。

换个角度看问题，其实佩琳的身体在大部分状况下运转良好，饮食健康、睡眠充足、排便正常、情绪稳定。当她更多地把自己视为一个健康人，而不是整天瞎担心、胡思乱想，整体状态就好了很多。日常维护健康，比总想着怎么治病来得重要，如果成天担惊受怕，气机都会乱掉，更不容易恢复。

第二，学习尝试推腹法。所有的慢性病在腹部都可以找到对应的结点。每天坚持推腹，帮助疏通，有助于病情好转。

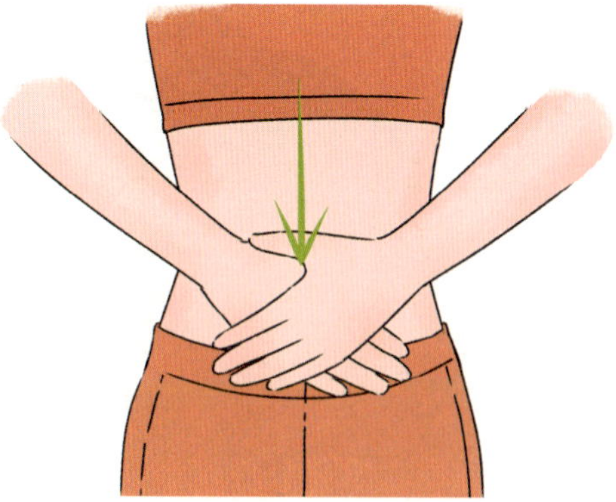

推腹法：不费力、效果好

佩琳在睡前平躺放松，采用推腹法按摩腹部，用点揉法按摩胸部乳腺。按到有痛点的地方，就加大按揉力度。有时推腹肚子会咕噜噜响，有时揉按乳腺时感觉有气结松开，中脘附近开始通畅。

经过一段时间的努力，身体有所好转。后来在怀孕期间，她特别留意乳腺的问题，孕期就预约了开奶师，孩子出生24小时就让她上门帮助疏通乳腺。当时，开奶师仔细为她疏通每条乳腺，排出了好多小颗粒，最开始疏通时非常痛，但正如俗话所说"痛则不通，通则不痛"。

接下来介绍两种简单易行的揉肚子手法。

第一种：推腹手法。

这种方法是用手指、大鱼际或掌根，从心口处直着往下，推到小腹下面。这个区域里有很多脏腑的募穴，如中脘、关元、天枢。募，就是募集、汇集的意思，募穴是脏腑之气的汇集处。

推腹时可以直接刺激到募穴，对脏腑会有一定的治疗作用。在推的过程中，如果遇到硬疙瘩或硬结，应重点按揉，最好能把它揉开。这需要一定的力度，对于皮肤比较敏感的人，可以用按摩油作为介质，也可以隔着一层薄衣服进行推拿。

第二种：顺时针/逆时针揉腹。

这种方法是用手掌或掌根进行推揉。

大肠的排列，是从右上腹向右向上（升结肠）到右腹部上方，再向左直到左侧腹部（横结肠），接着转向下（降结肠），最后从左向右……正好是顺时针的方向。顺时针地揉腹有助于大肠运动，排出浊气、浊水和宿便。而对于排便过于通畅甚至出现腹泻情况的人，可以选择逆时针揉腹，以达到收敛的作用。

为了使以上两种手法更加省力且效果更佳，可以在操作过程中做到"用意不用力"，即手部动作轻柔缓慢，同时将注意力全部集中在腹部，感受手的按摩。手是温热还是冰凉？手上的皮肤是光滑还是粗糙？小腹和胃部温度有何不同？腹部感觉是胀满还是舒适？随着手的动作，意念随之移动，反复进行。用意不用力是太极拳的一个概念，意指用意念而非力量来引导动作。人体内部能量十分强大，只是通常我们将其放于外部事物中，很少全身心关注自身。当意念、心神全部收回至体内，这种内在的能量便能用于自我修复。

对抗疾病，要了解身体、尊重自然

后来佩琳在例行检查时，最深层、相对危险的乳腺纤维瘤已经检测不到了，27岁时检查出来的囊肿和结节也不复存在。尽管乳腺其他部位有新的囊肿和结节出现，但她已不会再为此担忧。乳腺的状态并非一成不变，而是随着身体变化而变化。人体原本就处于一种动态平衡的状态，所以中医能够解决很多现代医学认为不可逆的问题，中医本质上就是一种调和失衡状态的医学。

在这些结节、囊肿、纤维瘤的背后，中医认为有两种因素共同作用：一是身，二是心。根据身心合一的观点，身和心互相影响，不应分开看待，也不应分开处理。心理因素通常是情绪失衡，心神的纠结会导致全身气机运行缓慢。身体因素通常是气滞气结，气的推动力减弱，从而形成气结，或者形成痰湿、瘀血等病理产物。

身体会在最薄弱的地方设置一个"垃圾站"，将"垃圾"堆放在那里，结节就形成了。体内总会产生垃圾，总需要找个地方堆放，如果不解决垃圾产生的根本原因，仅仅清除这一堆垃圾，那很快就会产生新的垃圾。因此，即使手术之后，复发的可能性依然存在。

结合佩琳的经历，可以总结出以下几点关于乳腺结节、囊肿、纤维瘤治愈的建议。

1. 接纳生病是自然现象

要允许自己生病，如同允许孩子们生病那样。接纳不完美的自己，接纳生病的乳腺，从现在开始，练习让心神回归体内。在乳腺生病前，佩琳并不快乐，也不放松，总是难以高兴。她对自己要求极高，整个人非常紧绷，不允许自己身体不适，不能接受生病，觉得生病是一件很糟糕的事情。实际上，生病是身体正在努力保护自身，各种症状都是身体的朋友，而非敌人。乳腺生病也是身体发出的警告，提示需做出改变。

首先要允许生病并尊重自己的身体，治愈的机会才会出现。

2. 保持全身经络通畅

经络通畅有助于帮助身体代谢垃圾，减少堵塞形成结节的可能性。

通畅了，垃圾就不会堵住

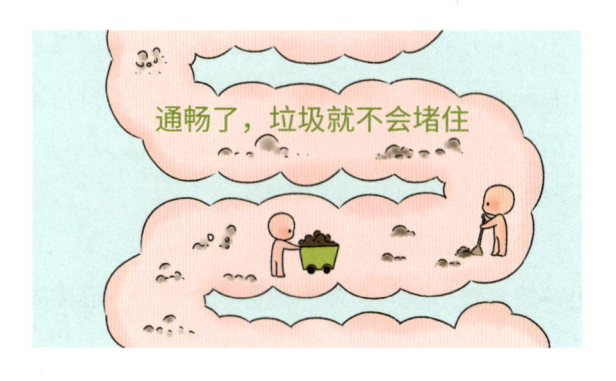

疏通经络，首先，推荐采用中医外治法，如推腹、刮痧和艾灸。乳腺的问题并非短期内形成，长期服药很多人难以坚持。外治法是可行且有效的，相对方便且易于长期坚持。在家可以每天使用推腹法坚持按揉和推拿。刮痧和艾灸则需先学习基本操作，可以咨询专业的中医，或者学习后自行操作。其次，推荐多运动，尤其是双手上举和扩胸运动，这两个动作可以拉伸跟乳腺有关的经络，刮痧和艾灸也是重点在前胸膻中穴和乳腺对应后背的位置进行。最后，多晒太阳，尤其是晒背部，使全身变暖。天灸这种天然的补阳气的方法适用于所有人。在阳气充足时，身体就会有更多的能量去化解并推动垃圾排出。

3. 饮食助力疏通经络

在饮食上，避免食用超出自己消化能力的食物，特别是容易生痰湿且热燥的食物。例如，少食用水果，少吃煎炸食品。每餐吃到七分饱，以便身体有足够的气血去清除废物，减轻身体负担。

这里推荐一款有助于疏通经络的食疗方：丝瓜络排骨汤。排骨焯水后加入丝瓜络，再放入适量葱、姜、蒜等调料一同炖煮，用大火煮沸后转用小火慢炖，炖一个半小时即可，最后在出锅前加入少量盐调味。

我们经常用丝瓜络来洗碗。丝瓜络多层纤维交织密布，如同人体内的经络系统，存在于机体内外，贯穿上下、沟通内外、纵横交错，遍布全身，将人体内外、脏腑、肢节连成一个有机的整体。丝瓜络味甘，性平，能通经活络，清热化痰，可以治疗胸肋疼痛、肺热痰咳、乳汁不通、乳肿疼痛等问题。一些产妇的乳腺不通，也可以喝丝瓜络汤帮助疏通。我们平时洗澡，也可以用丝瓜络代替毛巾擦拭身体。

4. 心安而不惧

了解了乳腺问题的起因和发展，心中自然会感到安定。找到一位可靠的中医进行全面的调理是最好的选择。需要注意的是，调理的目的不仅仅是治疗乳腺问题，而是为了整个身心健康的提升。如果你的内心不安，认为乳腺的问题干扰到了情绪和生活，那么到医院进行微创治疗也是个不错的选择。

《徐文兵、梁冬对话黄帝内经说什么》有一段话："故圣人杂合以治，各得其所宜。故治所以异而病皆愈者，得病之情，知治之大体也。"这句话讲得很漂亮，它告诉我们：每个人的病都是能治好的，只要了解自己的身体。

备孕时气血不足，艾灸帮你顺月经

　　小莉现在已经是两个孩子的妈妈了，2013 年她刚计划备孕时，脸色青黄，唇色暗，经常胃胀，稍微受凉就会呕吐，大便一直不顺畅，手脚总感觉沉重，睡眠多梦，每天午睡醒来都特别乏力，容易感到疲倦。虽然月经周期基本规律，但常伴有血块，颜色偏黑，经期时小腹坠胀，有时还会伴随头痛。

　　那时的小莉意识到自己的身体状况并不理想，似乎离孕育健康宝宝的条件还有些差距，于是下定决心好好调理，并在网上学习艾灸。一本关于艾灸的书中的一句话打动了她：让艾灸的温暖驱走体内的阴寒。就这样，小莉踏上了艾灸之路。

　　那半年里，每天晚饭后，小莉都会散步半小时回家，洗完澡后就待在房里进行艾灸。刚开始艾灸的一个星期，她发现脚上胃经循行的地方出现了湿疹。通过学习，小莉了解到这是排病反应，于是继续坚持艾灸，不久后湿疹便消失了。

总感觉没精神怎么办?

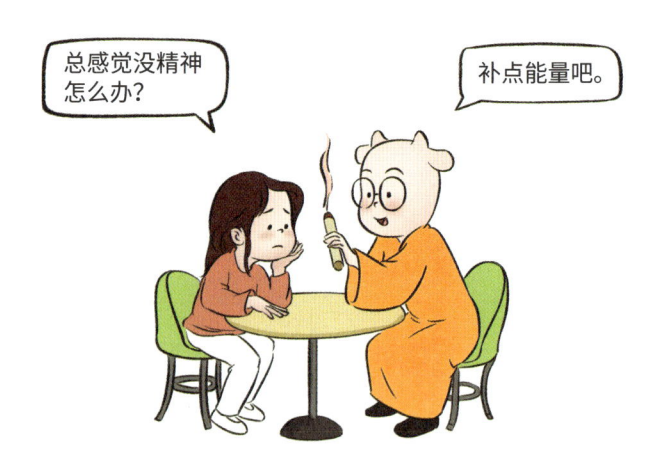

补点能量吧。

为了防止艾灸烟味对家人的影响，小莉会关上房门并打开排气扇。起初她每天艾灸半小时，后来感觉越来越舒适，每次能坚持一小时甚至更长时间。在艾灸的帮助下，她的月经越来越顺畅，不再有血块，颜色鲜红，也不再出现小腹坠胀和头疼等不适症状。她的脾胃状况明显改善，胃部很少感到胀满，整体气色更加红润健康。当身体状况越来越好的时候，身体就会有明显的感知，小莉觉得这是一条正确的道路。半年后试着备孕，一个月就顺利怀上第一胎。到怀孕八个多月时，通过艾灸至阴穴将产前胎位由坐位调转成头位，并顺利生产。

艾灸，把艾草的能量补进去

清代吴仪洛在《本草从新》中记载："（艾叶）苦辛、生温熟热、纯阳之性，能回垂绝之元阳、通十二经、走三阴、理气血、逐寒湿、暖子宫……以之灸火，能透诸经而除百病。"

回想一下小莉备孕前的身体状况：胃胀、容易呕吐，脾胃较虚弱；月经颜色偏黑，经期不适，子宫也偏寒。整体来看，她气血不足，基本上三焦都处在一种低能量运转的状态，仅能勉强维持自身日常运转。应对怀孕这种需要强大气血支撑的挑战，显然是不够的。

艾灸就是将艾草的能量直接补进经络中，其燃烧的能量与人体最为接近，能够产生共振效应。通过艾灸，可以逐渐将阳气渗透进虚寒的部位，化解寒湿，使子宫回暖，让受寒滞住的气血得以通畅，进而促进全身气血循环。对调理月经等问题来说，艾灸的效果比喝汤药更快。如今，大部分人的能量水平普遍不足，很多女性会出现月经不调的状况，也有很多准备怀孕的女性有气血不足的症状。如果能量较弱，在怀孕期间胎儿可能无法获得母体足够的能量供应，这可能导致流产、胎停育或胎儿发育不良等问题。因此，建议想要备孕的人士可以先通过艾灸改善自身的内部环境，然后再尝试怀孕。

备孕前的艾灸怎么做

备孕时艾灸的穴位要根据具体情况来选择。

对于月经不顺畅、有血块、小腹常冰凉的情况，可以考虑以下穴位来调理月经：气海穴、关元穴、三阴交穴或八髎穴。

对于脾胃功能不佳、食欲不佳或消化不良的情况，可以选择以下穴位来调理脾胃：中脘穴或足三里穴。

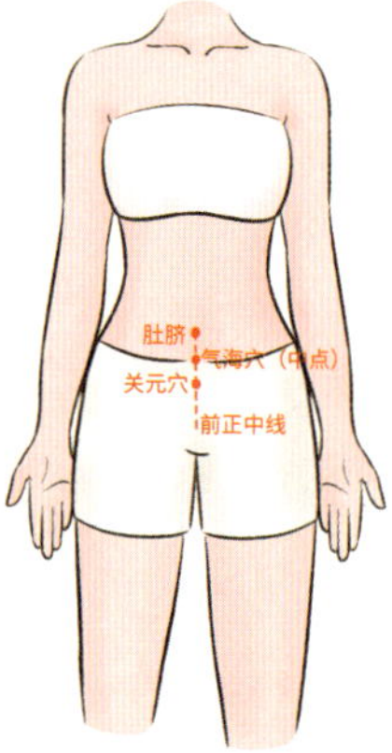

肚脐
气海穴(中点)
关元穴
前正中线

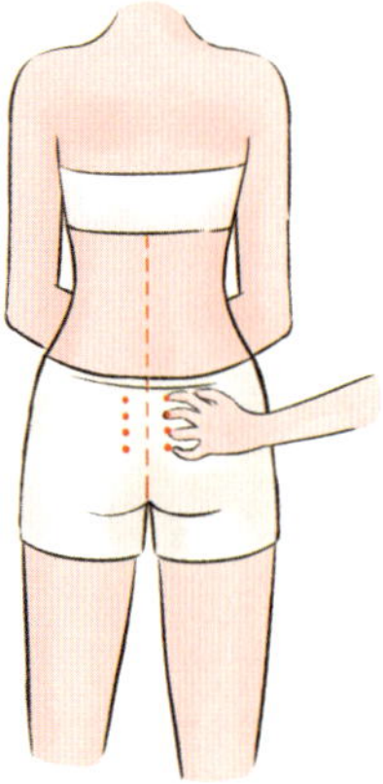

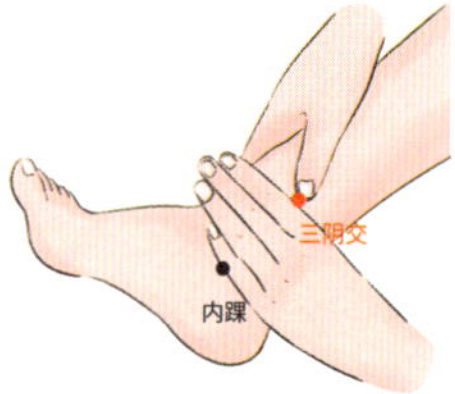

三阴交
内踝

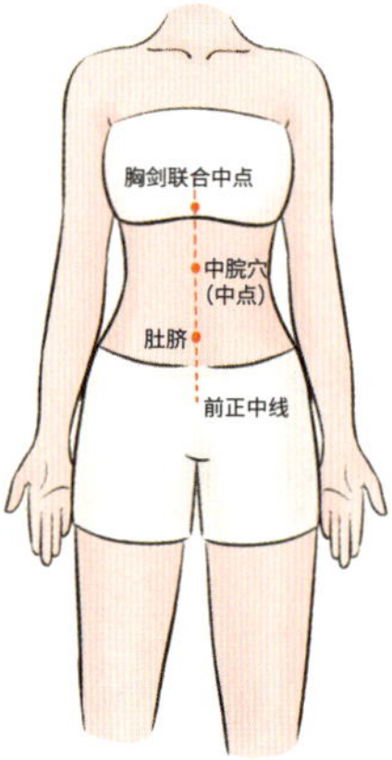

胸剑联合中点
中脘穴(中点)
肚脐
前正中线

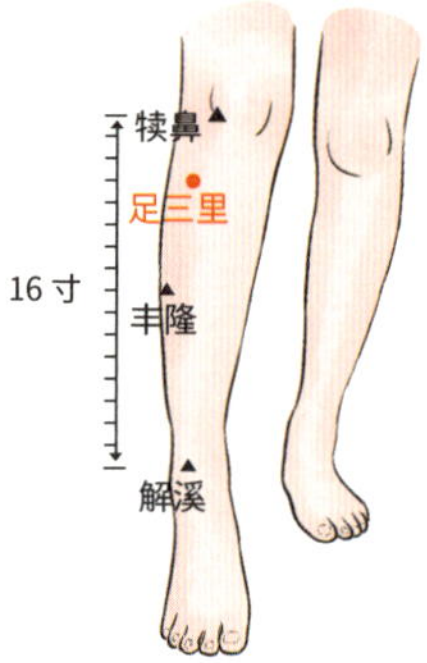

犊鼻
足三里
16寸
丰隆
解溪

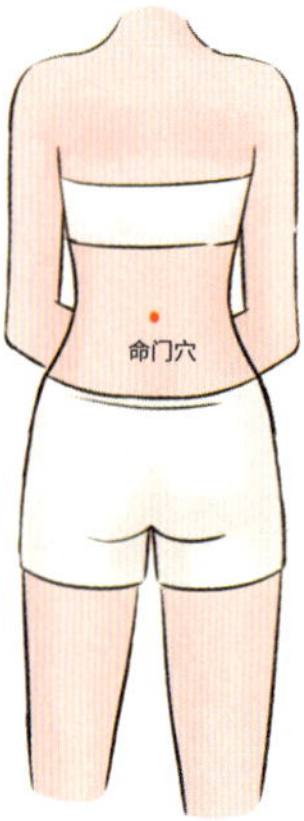

命门穴

对于腰酸背痛、腰膝酸软的情况，可以选择以下穴位来调理肾：命门穴。

如果有痛经症状，建议先通过调理月经的穴位减轻痛苦，再结合情况增减穴位。如果身体状况比较复杂，最好先面诊医生，咨询适合艾灸的穴位。

如果手法得当的话，艾灸不仅能除阴寒，还能散热降温，寒证和热证都适用。

比较正确、温和的艾灸手法：手持艾条，与皮肤保持一定的距离，使灸疗的部位能感受到若有若无的轻微温热。这样缓慢而耐心地施灸，艾草的能量才能深入地进到体内。此时，皮肤表面虽感觉不到明显热度，但按压下去会感到热力从内部透出，表明能量已真正渗透进去。施灸得当时，即使持续一个多小时，皮肤的颜色也不会有太大变化，最多只是轻微泛红。

艾灸时的注意事项：

·艾灸后切忌受风受凉。

·艾灸时不宜饮用凉水，宜喝温热水。

·艾灸过程中如果出现发痒或者刺感的症状，可适当将艾条远离皮肤。

·艾灸后半天内不宜洗澡。

·艾灸时需保持平静。

边看手机边艾灸和专心致志地进行艾灸相比，效果有着天壤之别。艾灸时要把注意力放在艾灸的部位上，体会手持艾条的手感，感知艾条的能量进入体内的走向，感受身体对此能量的反应。只有身心合一，艾灸的效果才能达到最佳。

孕期反应严重，
安胎的食疗和建议

晓岚在两次孕期中都没有体验到所谓的"怀孕胃口大开"，而是几乎一直处于不适状态。除了孕后期稍微舒服一些外，孕早期和孕中期几乎没有一天是舒适的。特别是在前三个月，她几乎都是躺在床上度过的。有的人孕期只吐几天或者一天吐一两次。而晓岚则是天天吐，直到大约第 12 周才有所缓解。

在怀第一胎时，她孕吐得特别严重，甚至到了"奄奄一息"的地步，不得不在夜间前往社区医院输液。接待她的女医生说，"要是熬不下去，可以考虑流产。"晓岚当时急得快哭了，女医生补充说："你继续这么吐下去，也只能这样了。"

怀着破釜沉舟的决心，晓岚回到家中，边哭边试着克服那种极端的不适并吃了一个包子。吃过之后，她逐渐能吃下几口白饭和青菜。能够进食后，情况开始有所好转，但是在孕早期的两个多月内，她的体重减少了五六斤。

好不容易熬过了孕早期，当她第一次感受到胎动时，虽然

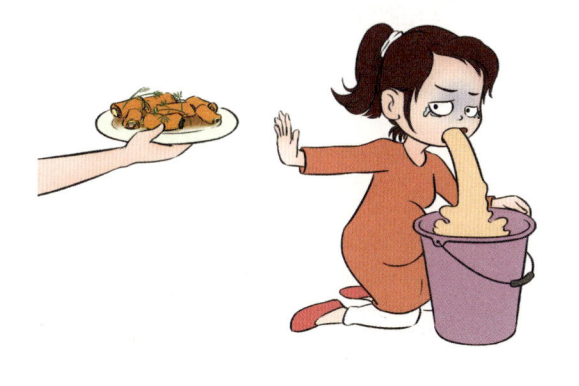

心情上很感动，身体却仍是不适。从 16 点到晚上，即使在家躺着也感到难受。孕中期时，她经历了腹痛和腹泻，孕晚期则出现双脚浮肿的情况，这些都是令人难以忘怀的辛酸经历。

晓岚回想起来，孕期出现的不适——如恶心呕吐（妊娠恶阻）、浮肿、腹痛腹泻等——与孕前的脾胃气虚有关。尽管通过孕前调养气血状况有所改善，但仍难以满足胎儿成长所需的强大气血需求。

脾胃气虚导致整体运化功能减弱，易产生湿气，脾胃气机的升降功能受到影响，本应下降的物质无法顺利下行，反而向上涌，从而引发恶心、呕吐。

这些症状其实是身体发出的信号，表明母体的气血不足以支撑胎儿和自身的需求。妊娠高血压、妊娠糖尿病、妊娠腹痛、胎动不安、疲劳无力等问题，背后的原因都是类似的。孕期出现这些不适，意味着身体在提示需要及时调养。

中医有个很好听的词叫"安胎"，当不适严重时，可以寻求一位可靠的中医师进行辨证施治。安胎不仅仅是等待孕期结束

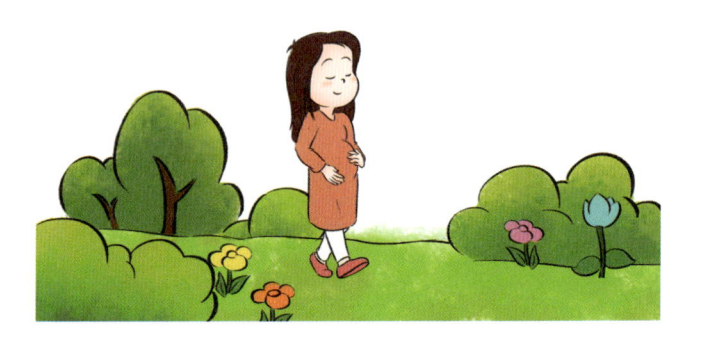

那么简单。如果气血不足以健康地支持胎儿的成长，可能会导致孩子出生后难以照料，甚至出现早产、难产或先天不足等问题。不过也不必过分担心，孕期反应说明胎儿正在健康成长，母体激素水平也在持续上升。准妈妈们需要留意自己的饮食、排泄和睡眠情况，在找到合适的中医调养之前，尽自己所能做好日常护理。

五个缓解孕吐的安胎建议

第一，尽量保持心情愉悦。虽然孕期不适可能让人难以心情舒畅，但至少可以做到不抱怨、不乱发脾气，让自己放松一些。情绪平和有助于气血畅通。可以尝试听一些轻柔的音乐，与好友倾诉心事，或是适当使用手机来放松心情。不过要注意控制使用手机和观看剧集的时间，以免过度消耗精力。孕期正是善待自己的时刻，多宠爱自己一点总是好的。

第二，在孕早期如果反应强烈，可以根据个人喜好选择食物。可以食用清淡一些的食物，同时还要注意观察睡眠质量和

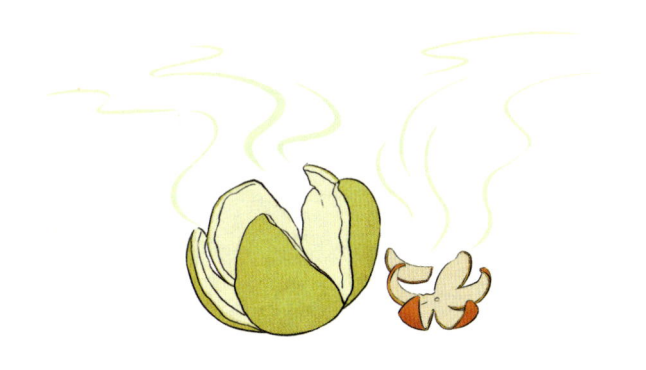

排便情况。当恶心呕吐严重时，可以吃一小块苹果或喝些果汁及维生素饮料来补充流失的水分和营养。闻闻橙子皮、柚子皮、柑橘皮等具有芳香气味的天然物品也能缓解不适感，这些果皮还可以晾干后用于熏香。孕早期由于胎儿主要依靠受精卵内的物质发育，因此，在饮食方面可以适当放宽限制，除了应避免的咖啡、茶以及偏寒凉的食物外。

第三，可以采用一些温和的食疗方法来减轻孕期不适。

对于恶心呕吐、浮肿等症状，可以通过饮用紫苏陈皮水来缓解，也可以煮一些山药、党参、茯苓、扁豆汤来调理身体。

紫苏陈皮水

材料：紫苏叶 5 克、陈皮 5 克。

做法：水开后加入紫苏叶和陈皮，倒入焖烧杯中焖制10 分钟即可。焖制能更好地保留紫苏和陈皮中的挥发油，并避免陈皮产生苦涩味。

这两种食材均为偏温性的食疗材料，可以帮助驱散体表的寒气，温暖脾胃，适用于孕期感冒咳嗽的情况。

紫苏：性辛、温，归肺、脾经，能解表散寒、行气和胃。

陈皮：性苦、辛、温，归肺、脾经，能理气健脾、燥湿化痰。

山药党参茯苓扁豆汤

材料：山药、党参、茯苓、扁豆各 20 克。

做法：将所有材料放入炖盅内，炖煮 1 ～ 2 小时即可。

这四种食材均为清淡的食疗材料，均有益于脾胃，能温和地促进中焦能量流动，健脾化湿补精。其中，山药：甘，平。归脾、肺、肾经。补脾养胃，生津益肺，补肾涩精。党参：甘，平。归脾、肺经。健脾益肺，养血生津。茯苓：甘、淡、平。归心、肺、脾、肾经。利水渗湿，健脾，宁心。扁豆：甘，微温。归脾、胃经。健脾化湿，和中消暑。

对于呕吐严重且体质偏寒湿的孕妇，可以食用砂仁。去掉砂仁的外壳，慢慢咀嚼其种子，或者制作砂仁粥、砂仁鲫鱼汤。寒湿体质的表现包括：大便偏稀或先干后稀，长期便秘如羊粪状，不喜欢喝水特别是冷饮，嘴唇偏干，舌苔白而腻，舌头胖大有齿痕等。而对于偏湿热体质的孕妇，则可以尝试炖煮生地土茯苓汤。

湿热体质的表现包括：口臭，大便黏稠且异味重，尿液呈黄色，舌质红润、舌苔黄厚腻，白带增多，外阴瘙痒，口干口苦，汗味重等。

生地土茯苓骨头汤

材料：生地 100 克、土茯苓 100 克、猪骨头 250 克。

做法：

1. 将猪骨头用开水焯烫后，与生地和土茯苓一同放入砂锅中。

2. 加入适量的水，大火烧开后转小火慢炖 1 ～ 2 小时。

3. 最后加少许盐调味即可。

第四，多去富含氧气且安静的环境中，如果有山有水的地方更佳。充足的氧气和清新的空气，加上宁静的氛围，对孕妈和胎儿都有很好的疗愈效果，能够有效减轻孕期不适。可以选择一两项自己喜欢的活动，如散步或爬山。如果因为反应严重而无法起床，那就安心地躺在床上休息，不必勉强运动，也不必为此感到焦虑。

第五，可以准备一些常用的孕妇适用的成药。例如，在孕期感冒时，可以在医生指导下使用小柴胡颗粒或参苏丸；对于腹痛腹泻的情况，可以考虑服用藿香正气口服液或保济丸。至于安胎丸、保胎丸等温和的安胎成药，通常医生也会建议使用，只需遵循医嘱即可。

孕期是准妈妈们与孩子紧密相连的九个月时光，所有的不适最终都会过去。祝愿每位孕妈都能平安地度过这段特殊的时期。

产后气血流失，
把握细节帮助身体恢复

有些人产后身体状态明显下降，而有些人即使生育了两个孩子，身体状态甚至比未生育前还好。有人认为这是生育本身让身体变得更好的结果，这实际上是不正确的观点。正如清代傅青主大师在中医妇产科专著《傅青主女科》里写道："产后百节开张，血脉流散。"孕育生养，老母亲是要耗费巨量气血的。那些流散的气血，不会因为生小孩这个过程而自动回去。

关键在于产后要注重调养气血。古人的智慧十分丰富，为了帮助母亲恢复失去的气血，从古代就有了坐月子的传统以及各种产后调养的方法。据说在某些地方，坐月子的时间长达一百天。然而，现在许多人只能坚持三十天左右。出月子后，新妈妈们每天需要哺乳，夜间无法获得充足的连续睡眠，加上育儿经验不足，这些都会消耗大量的气血。孩子日夜颠倒、频繁哭闹，使得母亲睡眠质量严重下降，形成恶性循环，导致食欲不振、精神恍惚。随之而来的是手脚酸软、容易疲惫、口渴

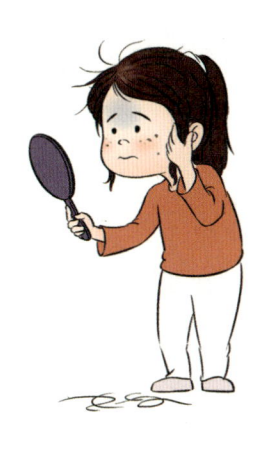

但饮水不解渴、经常出汗、面部浮肿、情绪不稳定等症状，这些都是身体气血不足的信号。

孕前：❤❤❤❤❤❤❤❤❤❤❤❤
产后：❤❤❤❤❤❤

　　准妈妈们不用担心，其实只要产后努力调养，身体通常能够恢复得不错。以下是一些产后调理的建议。

　　首先要明确几个重要问题。

　　1. 产后如果出现气血问题，可能的表现有哪些？

　　恶露长时间不干净。脸色苍白无光，没有什么气色，肤色暗沉粗糙，唇色发白。脱发、发丝枯燥分叉，甚至发色还有些发黄。奶水不够孩子的奶量，或者尽管量够但孩子体重增长缓慢，容易结奶块。脾胃湿气大、腹胀、腹痛、易拉肚子，手足浮肿。睡眠：不易入睡、频繁醒来、夜间盗汗、多梦。手脚麻木冰凉，浑身乏力，易疲倦，遍身疼痛，腰酸背痛，容易出虚汗，头晕气短，怕冷。

2. 产后多久开始调养？

产后一个月内当然是最好的调养时期。中医认为，顺产的妇女百节张开，这时候调理有助于身体各种垃圾的排出。产后三个月、半年、一年……时间越推后，调理难度也随之增大。

3. 如果错过了产后一两年内的时间怎么办？现在就开始，这也是最好的时机。

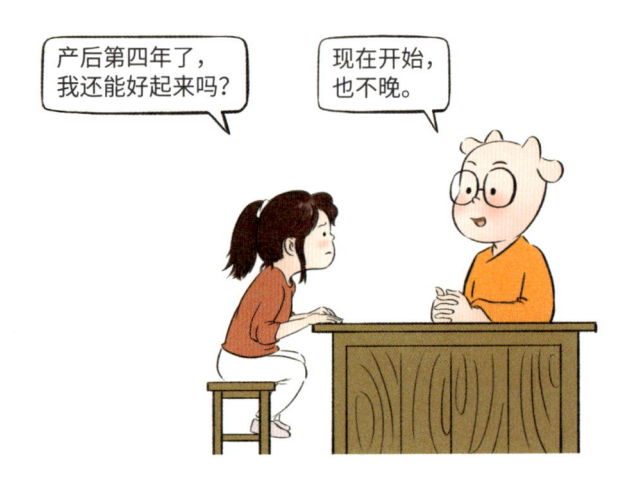

产后养气血最重要的几件事

第一点，一定要早睡。

无论吃什么药，如果仍然熬夜不早睡，那么效果都不会理想。睡眠是人体最佳的自我修复方式，也是恢复气血的黄金时段。产后的新手妈妈们几乎全天候地照顾孩子，时间往往不由自己支配，这时就需要采取各种方法确保足够的睡眠时间。有些妈妈会在孩子睡下后起来玩手机或做家务，觉得好不容易有了私人时间。但这样长期下去其实会让人更加疲惫，第二天整个人都没有精神。缺乏精神时，人更容易感到疲惫和烦躁，反应迟钝，记忆力减退，脾气也会变得暴躁。相反，跟着孩子一起入睡，早上早早地一起醒来，一整天都会感到更有精力。

如今，许多人的疾病都是由长期疲劳累积造成的。几乎所有人都缺乏睡眠，尤其是高质量的睡眠。工作压力、不当饮食、过度思考以及生活和工作中需要应对的各种消耗，都使得人们难以得到充分的休息和修复。特别是妈妈们，很少能有足够的睡眠，这是导致产后气血不足的关键原因。许多女性长期严重缺乏睡眠，年纪轻轻就可能面临卵巢、乳腺、腰椎、颈椎等方面的问题，有的长期入睡困难，进而导致更晚睡觉，形成恶性循环。这样的身体状况，并不符合年轻人应有的状态。

第二点，产后尤其要避免受风受寒。

有人会问，避风寒不是只在月子里需要注意吗？实际上，产后不仅在月子期间，而是应该一直坚持避免受风受寒，注意保暖。风寒会使身体内部的气血流动变得缓慢，身体为了抵御风寒也会消耗大量的气血。因此，避免产后受风受寒是调养气血的重要环节。

除了穿暖和的衣服保持身体温暖之外，还需要特别关注后背、脖子、脚后跟及小腿。寒从脚底生，风从背后入。冬天可以佩戴围巾、穿带有帽子的衣服，夏天则可以使用丝巾来保护脖子。至于脚后跟和小腿，冬天可以选择长裤，夏天则可以穿着丝袜。穿裙子或九分裤时，务必注意腿部和脚部的保暖。现在在街上经常会看到人们在寒冷的天气里只穿着短袜，露出脚踝至三阴交穴这一段。这个位置是肝、肾、脾三条经络的交会处。如果这个部位暴露在外，受风寒侵袭，日后容易导致腿脚无力、小腹不适以及月经问题。

第三点，一定要动起来。

脾脏主管四肢，运动可以增强脾的功能，加速血液循环和新陈代谢。产后照顾孩子确实非常辛苦，但仍需要抽时间进行适当的运动。以前我会带着大宝出去散步半小时，去看看菜园里生机勃勃的蔬菜。如果条件允许，站桩、八段锦、太极拳等也是非常适合产后的运动。选择自己喜欢的运动方式，每次运动 10～20 分钟，逐步增加运动量。

第四点，好好吃饭。

这一步放在后面，是因为如果连早睡都做不到，只想着靠吃什么来补气血，那就本末倒置了，效果一定不会好。在食疗之前，妈妈们首先应该好好地吃主食。在两次哺乳之间，每餐可以多吃一点米饭或者粥粉面类的主食。主食吃得好，气血就会充足，转化出来的奶水质量也好，两个孩子在母乳期间都被称为"奶胖妹"。好好吃饭才是补养气血时在吃的方面首先要做到的。不好好吃饭，而追求什么汤汤水水来滋补，效果可能短期内有，但不会持久。

产后三个月内，不建议喝太多白开水，因为水的性质偏阴偏寒，需要更多的阳气来化解。当喝汤水都不能解渴的时候，我用红枣苹果水和黄芪瘦肉汤来解渴。

红枣苹果水的做法很简单：将洗净去皮切块的苹果和红枣放入锅中，不限数量，加水煮约半小时即可饮用。这种水喝起来有淡淡的甜味，食物本身的甘甜能滋养脾胃。红枣补血，苹果生津，这是一种很养津液的饮品。

黄芪瘦肉汤的做法：取几小块瘦肉，用冷水汆烫后取出，加入黄芪和凉水煲汤。黄芪补气，瘦肉滋阴，这个汤既能补气血，又不油腻，适合消化较弱的产妇。

客家人还经常给产妇喝红糙米炒米水。炒米就是炒制后的普通大米，红糙米是一种经过发酵的红色的米。炒好的大米和红糙米搭配，性质偏温，能中和水的寒性。红糙有消食祛肿、活血通络、和胃健脾的功效，这个水能够帮助恶露的排出，也能祛湿健脾胃。首先将大米在铁锅里用小火翻炒至略微发黄的状态，不放油。加入少量红糙米，量不宜过多，否则味道会偏苦，只需要泡到水里有一点淡淡的红色即可。将炒米和红糙米加水煮开，放进保温杯随时饮用即可。

除了上述提到的这些，产后调养还要给大家重点推荐一下黄酒。

黄酒性温，味辛、甘，有补血养颜、活血祛寒、通经活络、增强体力等功效。

简单的吃法：可以放一两片姜煮一煮，小火煮到酒精浓度降低；可以煎个荷包蛋，倒入黄酒去煮；也可以将鸡肉和姜蓉一起炒了，再倒入黄酒慢慢炖煮。北方的小米粥、广州的醋姜等，每个地方都有不同的传统月子食物，都可以在产后调养期间选择食用，入乡随俗，大家按照自己的本地风俗习惯来选择。

第五点，一些中医的外治法也可以在产后帮助恢复气血。

如按摩、刮痧、艾灸。推荐按摩和艾灸的穴位有八髎穴、关元穴、气海穴、足三里穴、三阴交穴。艾灸的手法一定要温和，不要像烤肉一样。产后妈妈们因抱娃走动和喂奶导致肩背劳损，找专业的中医按摩店进行肩背疏通也是有帮助的。

第六点，选择一些温和的药方。

如果睡好了，运动加强了，饮食也均衡了，但气血状况还是没有改善，那么可以选择一些温和的药方。

第七点，整体辨证，食用汤药。

对于脾胃虚弱型的人可以使用六君子汤；血虚型的人可以使用四物汤；气血两虚型的人可以使用八珍汤；气虚为主的可以使用补中益气汤。建议在中医的指导下使用，因为需要整体辨证。

有的妈妈也想调养气血，但总是坚持不下来。其实应该抱有的信念是，只有把自己调养好，才能更好地照顾孩子们。自己健康了，就可以更好地工作、生活、带娃。愿每位妈妈都能找到适合自己的调养之路，与孩子们共同成长，享受生命的喜悦。

月经不调，
气血养好，量足、更通畅

曾有一位中医老师说过："女人的身体很强大，能够孕育胎儿，但更令人惊叹的是——每个月都会流血，还能照样活着。"

月经，从大约 14 岁开始，到大约 49 岁结束，会伴随每个女性走过 35 年左右的时间，横跨了从少女到中年的时期，对每个女性来说都是非常重要的。自从有了孩子，作为妈妈，我们的注意力大多集中在孩子身上，因此很多女性不再特别关注自己的经期。实际上，即便成为母亲，过了 35 岁，月经期仍然是女性需要好好保养的一个关键时期。我们并不是无缘无故地突然衰老，突然脸色变黄、皮肤松弛，或者突然长了包块或囊肿。关注每个月的月经周期，及时发现身体的变化，可以更好地照顾自己。

一旦月经出状况，整个身体的气血也是有状况的

气血足，月经顺畅时，经期通常是平静的，身体对行经并

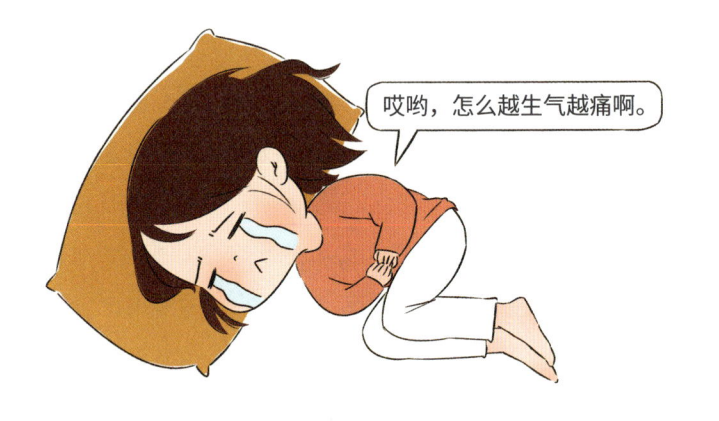

没有明显的不适感觉。记住，正常的月经是没有不适感的。而当月经出现问题时，整个身体的气血状态也会受到影响。常见的月经问题有很多种，中医调理时需要根据身体的整体状况来辨证处理。这里我们简化讨论，重点关注月经的量、颜色和周期。

哎哟，怎么越生气越痛啊。

因"寒"导致的月经问题，由于"寒主收引，寒主凝滞"，寒气会让气血流动变得缓慢，月经通常会延迟、量少；因"热"导致的月经问题，会导致血液流动加速，出现月经提前、量多的问题；因"虚"导致的月经问题，多表现为"不足"，如肾虚、血虚、气虚，精血不足，从而导致月经量少；因"实"导致的月经问题，则表现为"不通"，如有气滞血瘀、痰湿等情况，如经期胀痛，经血下不来，或者血块较多等。

正常的经血颜色呈红色，后期可能会偏暗红色。如果到了后期仍然呈现鲜红色，存在热象的可能性较大。如果整体经血颜色都偏深棕色、暗红色或黑色，或者伴有血块，说明经血排

197

出不顺畅，寒证的可能性较大。现在大多数人的情况往往是寒热夹杂、虚实夹杂，上述情况可能同时存在。如果不确定自己属于哪种类型，也不知道如何开始调理，可以参考下面这些最基本的、通用的经期养护思路和方法。

经期养护法：养月经也是养气血

气血与月经密切相关。如果将身体内的气血运行比作一条河流，每个月的月经就像是这条河流积攒到一定量之后的开闸泄洪。如果气血量不足，河流的流量不够，就不能顺利地开闸泄洪；如果河流淤泥堵塞，气血流速缓慢，那么泄洪的水量、颜色以及顺畅程度都会受到影响。每次的开闸泄洪，全身的气血都在重新调整。要想养护好经期，调养好气血，一方面要让河流水量充足，即气血量足；另一方面要保持河道通畅，即经络通畅。

经期，首要的是心神要收回来。"心主血，藏神"，血液是心神的物质基础，心神能够推动并统御血液的正常运行。尤其是在经期，心神收回来了，气血就能更集中，量更足，并且会往该去的地方流。如果你的心神处于散乱状态，那么气血循环也可能被打乱。我们应该在整个经期内保持觉察，注意经期前后及月经过程中自己的身体感受。例如，经前乳房是否胀痛？情绪是否急躁易怒？经期小腹是否发冷？经血量每个月是否保持稳定？月经颜色如何、是否有血块？胃口和睡眠是否受影响？如果可能，最好记录下来，以便进行对比。当心神回归到体内时，整个经期会更加轻松。

生活，要做减法。经期会有大量的血液流失，身体确实是在消耗状态，如果没有养护好经期，会感觉整个人变得憔悴，显得虚弱。此时，我们应该减少那些让自己"更耗"的事情。比如，过于劳累、奔波劳顿、熬夜加班等。还需注意心神情绪上的消耗，尽可能保持平静，避免过于大悲大喜，情绪波动。这个时期完全可以适当向丈夫和孩子示弱，让家人给予关爱。保持心情愉悦和放松，气血流畅，消耗也会减少。

经期，要"动一动"。很多人在经期完全不运动，实际上久坐不动对经期反而不利。久坐时，整个身体的压力集中在腰臀部和大腿，气血会大量地"堵"在盆腔附近，血液循环的力度和速度都会减弱。为了让气血运行更加"通畅"，适当的运动，如散步是非常必要的。工作时每超过40分钟就应该起来走动走动。当然，过度激烈运动在经期并不合适。

保暖，保暖，还是保暖。有一次，一位同事好奇为什么自己的月经迟迟不来，后来回想起来才知道，那两个月她在开着空调的办公室里，总是露着两条腿。身体不知不觉受了寒，她并没有意识到这一点，但从经期上就能看出变化。

不仅在经期要注意保暖，平时也应该注意保暖。在空调房间久待，冬天裸露脚踝，夏天吃冷饮，都容易让子宫受寒，导致盆腔内的血管收缩。脚踝上有三条重要的经络，肝、肾、脾都从这里经过。这个位置受寒，寒气会直接影响到子宫。因此，穿着空调衣、护脚踝的袜子，平时少吃冷饮、经期禁止冷饮，这些都是切实可行的养护气血的方法。同样，早晨晒晒背，暖暖身体，也是有益的。

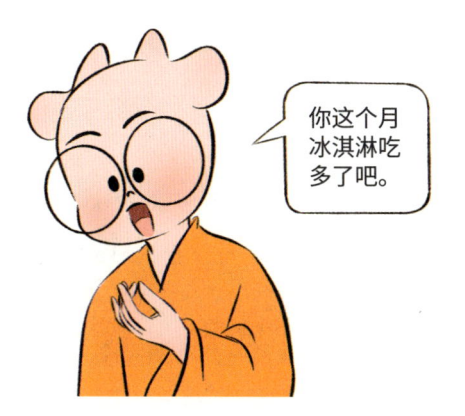

> 你这个月冰淇淋吃多了吧。

经期，也是艾灸的好时机。在月经期间，身体的许多穴位通道是开放的，因此艾灸的能量容易深入更深层次的地方，能够直接补养子宫所在的区域，效果比吃药更快。艾灸有"温通"气血的功效，对于因寒、堵塞导致的经期问题都有很好的帮助。艾灸不仅能祛除阴寒，还能散热祛热，无论是寒证还是热证都可以使用。但前提是要注意手法，要温和艾灸而不是"烤肉"。正确的、温和灸的手法：手持艾条，离皮肤较远的距离。有多远呢？灸的部位能感受到若有似无的微微温热就可以了。

经期养护常用的穴位——关元、神阙、八髎，把这些部位灸暖就很好。如果不太懂手法，灸的过程中出现了口干口渴、上火心烦等状况就暂停。

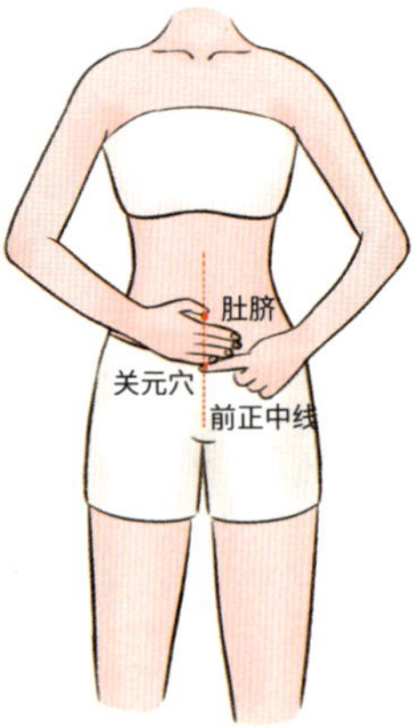

肚脐

关元穴

前正中线

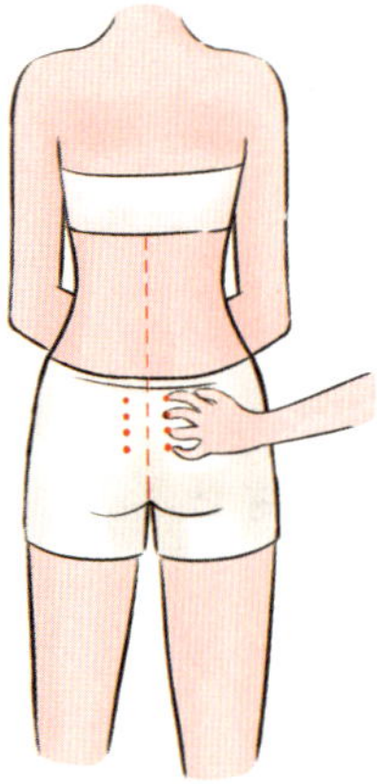

推荐两个养气血的食疗方，经期前后都可以喝。

黄酒、酒糟或者醪糟煮鸡蛋

材料：生姜、鸡蛋、黄酒、酒糟或醪糟。

做法：

1. 取一小块生姜切成姜蓉，起锅，倒入一点油。

2. 姜蓉略炸后，打入鸡蛋，煎成荷包蛋。

3. 放入适量的黄酒、酒糟或醪糟，加一点水，喜欢甜的可以加入一点白糖或红糖，煮开即可。

五红汤

材料：枸杞、红枣（去核）、红豆、红皮花生米、红糖。

做法：

所有食材按 1 : 1 的比例适量取用，放入砂锅，加适量的水，小火炖煮至红豆软烂即可。

以上这两个食疗方都有疏通和养气血的作用，对于经期有不适症状的人有一定的效果，且非常温和，适合大部分人。建议在经期前和经期后多喝，而在经期中则不需要喝，可以适当休息。

产后贫血，
吃好、休息好，改善低能量状态

有位朋友患有很严重的皮炎，发痒的时候非常难受。有一次我去给她做拔罐，交代她要吃清淡些，她却使劲摇头："我贫血严重，不多吃点好的怎么行？"除了皮炎外，她经常感到头晕，整个人总是懒洋洋的，提不起劲儿。月经周期时常延迟，且一直偏胖，脂肪主要集中在腹部和臀部。她的舌头颜色和舌苔均为白色。医院诊断为贫血，也就是血液里的指标——血红蛋白量低于正常标准了，而在中医看来，她这样的状态被称为"血虚"。

贫血时，身体已经处于低能量运行的状态了

血虚是中医概念。虽然贫血患者通常表现出血虚的症状，但血虚者并不一定贫血。血虚的症状包括头晕乏力、困倦、面色苍白，后期可能出现失眠、皮肤苍白粗糙、气急气短、腹部

胀满，再严重时，则会有月经不调和性欲减退等问题。这些症状指向的是寒证和虚证。

贫血并非单一疾病，而是一种症状。若探究其根本原因，贫血实际上是身体能量过度消耗的表现，表明身体从上至下的能量流通受阻。长期贫血意味着身体处于低能量状态，若持续过度消耗，会导致五脏功能进一步紊乱。这种低能量状态类似于手机电池受损的情况——即使长时间充电，也只能充到一半，电量很快又会耗尽。

吃得不对，情绪不好，太过操劳都会造成血虚

中医认为，血虚多由饮食不当、劳累过度、情绪抑郁、大量失血、慢性疾病或先天体质虚弱引起。

我朋友的贫血始于二胎产后恢复期。那时家中遭遇变故，她整个月子心情低落，经常哭泣。乳腺炎未能及时妥善处理，转为化脓性乳腺炎，治疗过程中使用了大量激素和抗生素。二宝断奶后体质较弱，这让她对大宝的照顾也有所减少，导致大宝的学习成绩下滑。她为此深感自责，同时还要担心丈夫的身体健康。中医来说是劳倦过度，不仅是体力上的劳累，更多的是精神上的压力，思虑过多导致肝气郁结，情绪压抑，这是形成血虚的重要因素之一。

作为妈妈，我们所要劳心劳神的太多，既要做好工作，又要兼顾家务，还要关心孩子的身心健康和学业，这些都让母亲们身心俱疲。再加上生育和月经带来的失血，女性患贫血的概

率远高于男性。

这位朋友血虚的另一个原因，就是常年的饮食不调。这里所说的饮食不调，不是我们以为的缺乏营养，而是指饮食与身体需求不匹配。她坚信"高营养补给"的理念，日常饮食中肉类（如牛肉、羊肉、鸡肉、鸭肉和鱼类）占比较大，同时每天摄入大量高蛋白食品（如鸡蛋、鸭蛋和鹌鹑蛋），并有长期食用阿胶补血的习惯，红枣枸杞之类的就更不用说了。

高能量食物需要更强的消化能力。由于她自身的能量已处于较低水平，吃进去的营养大部分未能有效吸收，反而增加了身体的负担，使得身体只能以更低的能量状态运作。因此，尽管她一直在补充营养，但贫血情况却日益严重。

在现代生活中，多数人的饮食不当通常表现为摄入过多油腻食物、寒凉生冷食物，或是主食与辅食比例失调，未能实现以五谷为主的原则。

减少脾胃和心神的消耗

如果贫血严重，患者应适当休息，减少消耗，通过综合治疗调养身体。此时单靠食疗可能效果有限，需结合中药治疗，并辅以生活方式的调整。中医认为气与血互为阴阳，气旺则血生，气虚亏则化生血液的功能减弱，血也可能虚亏。因此，调整贫血状态需要同时补气补血，使气血恢复协调、平衡。

常用的中药方剂包括：参苓白术散、归脾汤、八珍汤、当归补血汤、四物汤、参芪四物汤等。原则：贫血伴有月经不调

205

的，可用当归补血汤、四物汤、参芪四物汤；贫血加食欲不振、脘腹胀满，可以用参苓白术散；贫血伴有心神不安、睡眠质量差，可用归脾汤。这些只是基于症状的初步选方，更精确的辨证施治需要根据更加精准的辨证使用。比如，到底是哪条经络或者哪个脏腑才是病根所在，进而用药能除去病根，则需要有一定的中医辨证基础，如果自己不能辨证，还是要找专业中医来帮忙。

针对我朋友的情况，中医开出的基础方剂是参芪四物汤的加减方，并建议她调整饮食，以清淡为主。这里的清淡并不是指缺乏营养，而是根据个人状况调整饮食结构。基本原则：照顾好处于低能量状态的身体，注意保护脾胃功能。

具体的饮食调整建议如下。

1. 反馈式饮食调整：改变以往的饮食结构，并观察睡眠、排便和精神状态的变化。例如，如果过去肉类和蔬菜较多，可调整为肉类和蔬菜减少，增加主食的摄入。

2. 每餐食物种类调整：减少或增加每餐中的食物种类。例如，以前一顿饭中有两种肉类或蔬菜，现在可以改为一顿只吃一种肉类，下一顿再换另一种肉类或蔬菜。

3. 适时引入食疗：当消化能力有所改善时，可以适量加入红枣、黄芪、党参、山药、核桃、花生、桂圆、当归等药食同源的食材。对于轻度贫血，这些食疗会有较好的效果，因为此时脾胃的消化吸收功能尚未严重受损。

除了中药治疗和饮食调整之外，还需要减少思虑，减轻心理负担，更多地关注自身健康。可以每天规划一段时间散步或静坐，每当发现自己陷入烦恼或忧虑时，学会接受自己的情绪和家人的现状，并提醒自己做出改变。通过反复练习，逐渐学会放松身心，将注意力回归到自身。

此外，还可以采用艾灸疗法。艾灸能够直接补充经络的能量，特别适合贫血且中焦运转功能弱化的病症。推荐的艾灸穴位包括命门穴和气海穴，用于提升下焦能量；中脘穴、足三里穴和三阴交穴，用于提升中焦能量。艾灸方法为温和灸，使用粗艾条悬灸，如同清晨或傍晚的阳光，温暖而柔和地补充体内的阳气。

综上所述，在贫血状态下，仅仅依靠高营养食物并不能解决问题。治标的方法可能会暂时起效，但如果未解决导致贫血的根本原因，身体仍然会继续受到损害。因此，需要对生活习惯、饮食习惯及心态进行观察、调整和改变，减少对形、气、神的消耗，再加上中医药的支持，贫血是可以得到治愈的。

带娃操心多精神差，
3个方法养回能量

　　每个人的身体状况各不相同，欣琳的情况似乎从一开始就不太理想，尤其是在成为母亲并照顾孩子几年后，她的身体状况明显下降。

　　欣琳气虚明显，每天感到精力匮乏，虽然有很多想要完成的事情，但总是心有余而力不足。舌苔齿痕很明显。气虚严重到陪伴孩子阅读时，欣琳的声音一直都是低音量的。气郁，情绪内耗很严重。身边人的情绪一有不对，她立即会受到影响，一件小事都能让她闷闷不乐大半天，经常容易不开心。

　　欣琳还伴有血虚和瘀血的问题。她的睡眠质量不佳，夜间经常醒来，给孩子盖被子后难以再次入睡，特别是在忙碌的日子里几乎整夜无法安睡。月经期间腰部疼痛，腹部不适，甚至不能长时间站立。经血颜色较淡，且有血块。

　　李辛老师在《精神健康讲记》里把欣琳这一类人归为敏感而柔弱的身心体。许多照顾孩子的妈妈都跟她一样，带娃工作两手抓，消耗大于补给，整个人的能量很低，气血不足，身体既虚弱又堵塞。一年多以前，欣琳开始努力提升自己的身心能量水平，现在她的状态有了显著改善。以下几项措施对于恢复能量、提升气血状态特别有帮助。

第一件事：站桩，回神的动作帮自己充电

当妈妈后，注意力很少放在自己身上，整天操心孩子的吃喝拉撒睡，操心家里的琐事，操心自己的工作事业，却很少关注自己。对于如何真正吃好、睡好、保持好心情和充分休息，往往无暇顾及。

当妈妈的注意力完全集中在外界事物上时，她们的心神处于分散状态，自身的能量也随之分散。就像手中的零钱比整钱更容易被花掉一样，这些零碎的能量也更容易被消耗。正如《黄帝内经》所说："得神者昌，失神者亡。"由此可见心神的重要性。要想养回自己的能量，首先要把心神收回来，放在自己身上，这样自身的能量也会慢慢聚集回来。

让心神回到自己身上的方法之一是站桩。站桩不仅能帮助心神归位，还能调节自身的气血水平，慢慢地，能量也会变得充足，个人的免疫力和身体修复能力也会得到提升。

刚开始站桩时，可能会感到站立不稳，气息短促且不稳定。但坚持几天后，气息会变得更加平稳，人也会站得更稳、不再摇晃。如果在站桩过程中感觉到排气、打嗝、肚子咕咕作响，

有时站到一半就想上厕所，这些都是内部气机开始流通的迹象。气血加速运行后，原本停滞的部分被激活，身体自然会把郁滞的气疏通、排出，把胃肠里的多余物质清除出去，这样气血运行就会越来越通畅。

站桩后，欣琳原本冰凉的手脚开始变得暖和，开始散发热量，随后肚子和后背也有发热的感觉。每次站桩后，她都觉得眼睛更加明亮。因为眼睛是五脏六腑精气的汇聚之处，脏腑精气充足，眼睛就会明亮有神，视力也会更加清晰。站桩是欣琳最喜欢的"充电"方式，每次站完桩，她都会感到内心非常踏实和平静，感觉自己身心都安在当下。站桩两个月后，她脚后跟的疼痛得到了缓解；小半年后，月经期的腰酸痛也消失了。即使睡眠不足，第二天的精神状态也依然很好。精力充沛后，她更有动力去做想做的事情，也更有执行力。带孩子时，她变得更加耐心、更加温柔，脾气也变好了。

站桩的时间并没有固定的要求，选择自己合适的时间，每次站上半小时到一小时即可。除非外出带孩子，否则欣琳在家时几乎每天都会坚持站桩。

站桩的动作要点如下：

①端正身姿：背部自然挺直，遵循脊椎的自然曲线，但不必过于僵硬。

②头如悬：想象头顶被一根线轻轻提起，头部保持放松，不仰头。

③下颌微收：微微低头，目光似能看到鼻尖。

④眼微闭：可以完全闭合，但不要用力；也可以留一条缝，

只看到光线，但看不到物体形状。

⑤齿微合：不要咬紧牙齿，也不要张开嘴巴。

⑥舌上翘：舌尖轻触上颚，连接任督二脉，增强气感和能量，但舌头要保持放松，位置正确才能更好地发挥作用。

⑦微笑：嘴角轻轻上扬，放松眉心。

⑧沉肩垂肘：肩膀和手臂放松，不施加力量。

⑨含胸：不要刻意挺胸，双肩微微向前卷曲。

第二件事：让自己睡足睡好

孩子小的时候，妈妈们通常要等到孩子入睡后才能拥有真正属于自己的时间，这往往导致经常熬夜。

熬夜和睡眠不足会影响第二天的状态，让人感到头脑昏沉、身体无力。长此以往，妈妈们可能会发现自己双腿沉重、眼神无光、面容黯淡，甚至对日常生活失去热情和兴趣。

为了改善这种情况，可以尝试调整作息时间。比如，每天晚上 10 点半上床，11 点左右入睡。保证充足的睡眠后，第二天醒来会感觉充满活力，更有兴趣和精力去做很多事情，带孩子时也会更加耐心，陪伴孩子活动时更有活力。

尽快入睡的方法：

①睡前一小时远离手机：可以选择阅读一些能让自己平静下来的书籍，如李辛老师的《精神健康讲记》，读的时候整个人就慢慢安静下来了。

②静坐一会儿：找一个舒适的位置静坐片刻，有助于放松

身心。

③给身体做个按摩：可以按摩小腿的脾胃经或进行腹部按摩。在这个过程中，你会感到越来越放松，紧张和担忧的情绪也会得到缓解，从而有助于改善睡眠质量。

第三件事：把堵在心里的结揉开

有人在生孩子后几年间感觉自己有产后抑郁的倾向。常常感到不开心，总是被负面情绪和负面想法包围。实际上，当身体能量处于较低水平时，心理更容易感到紧张和焦虑，容易为小事生气，从而进一步耗损气血，身心状态相互影响，形成一个负面的循环。

徐文兵老师说，抑郁的人，心的募穴和巨阙穴的位置常常都是满实的。有这种状况的人，心里总会觉得堵得慌，遇事也容易钻牛角尖。

推心置腹方向图

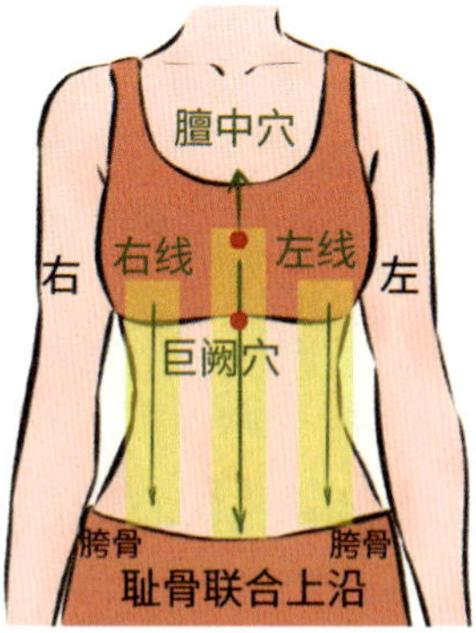

可以尝试使用推心置腹和摩腹这两套手法，来帮助疏通内心的"心结"。

每天坚持做这些手法，一段时间后，会发现心下变得平坦，胸口和腹部也会变得更加柔软。在推揉的过程中，常常会排气，肚子咕咕作响，甚至能感觉到肚子里的气发出较大的声响，这些都是手法触动了内部气机，正在修复和调整。随着身体的变化，慢慢地会感觉到心情也变得轻松，人变得更加宽容，不再那么爱计较小事，也不会过分纠结细节。

推心置腹手法：左手叠加在右手上，用右手的大鱼际从心下开始推至肚脐以下，同时两侧也一起向下推。可以在穿着一层薄薄衣服的情况下进行推揉，每个部位推100下左右。

摩腹手法：先将双手搓热，然后一只手贴在肚子上围绕肚脐摩动。注意手要完全贴紧肚皮，手心不要鼓起来，并可稍微带点压力，让手与身体贴得更紧密。通常情况下，匀速摩腹10分钟，特殊时期可以根据需要适当延长。

经过一年的努力，通过站桩、改善睡眠和疏通心结这三件事情，欣琳的状态越来越好，她有了更多的精力去做很多事情，甚至连发脾气的次数都比之前少了。当我们能量充足时，孩子们也能感受到这种变化。有一天晚上，孩子和欣琳玩游戏，用手当作食人怪盖住她的脸，做出要吃她的样子。然后他说："现在你是能量好的妈妈，我不吃你。"每个妈妈都能找到适合自己的"充电"方式，让我们都成为能量饱满的人。

产后睡不好，
来碗甜甜养血汤

自从做了孩子妈，似乎很久都没有睡过一个完整的安稳觉。孕期就开始夜里易醒，辗转反侧寻找舒适的睡姿。产后喂夜奶，每晚至少要醒来两次。这还算好的，更困难的是，当你想要睡觉时，孩子却不肯入睡，甚至哭闹，需要抱着、转圈、唱歌，不知道要持续到何时；好不容易睡熟了，却又被孩子的哭声或说话声唤醒，或者半夜发现孩子大半个身子露在被子外，惊醒后为孩子盖好被子，之后就很难再次入睡。更不用说孩子生病时，需要整夜照顾，不敢放松，也不敢安心睡觉。

妈妈群体，尤其是陪睡妈妈的睡眠特别需要关注。作为陪睡妈妈确实不易，但许多妈妈仍选择与孩子一同入睡。从中医角度来看，陪睡妈妈的身心状态相对较为平和，精神也比较饱满。这使得她们能够心胸开阔地包容孩子们夜醒、入睡困难、翻滚磨牙等情况，并能够用几个苦笑就化解掉孩子的各种睡眠干扰行为。

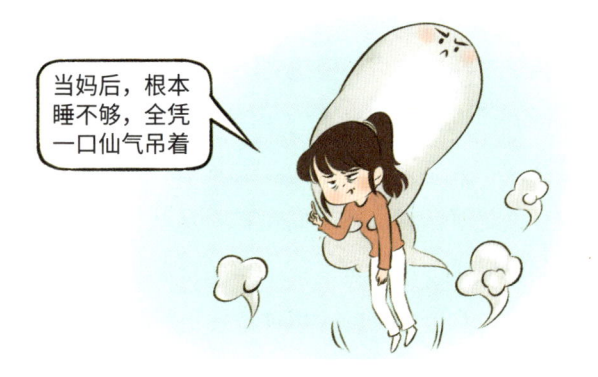

当妈后，根本睡不够，全凭一口仙气吊着

　　这些陪睡妈妈之所以坚持下来的主要原因在于，她们深知，就孩子而言，在最爱的妈妈身边安然入睡有多么重要。在一天 24 小时中，孩子的睡眠占据了很大一部分时间，尤其是 3 周岁以内的孩子。在这漫长的睡眠时间里，孩子感受到身边的妈妈、感受到温暖的依靠，即使夜里醒来也知道妈妈就在旁边，这样孩子内心深处会感受到安全和稳定，气血运行也会更加流畅。

4 个方法帮你和孩子都睡得好

　　第一种方法：妈妈和孩子一起早早睡觉。
　　早睡，即在三焦经当令的 21:00 至 23:00 入睡，可以弥补频繁夜醒造成的气血损耗。很多妈妈在孩子们入睡后起来做家务或玩手机，因为那是属于她们的私人时间。然而，早睡的人精气神是不一样的，可以说是神采奕奕。早睡能让妈妈们既有时间又有精力，更好地照顾自己和孩子们。

第二种方法：白天多运动。

虽然带孩子很耗费体力，但这并不等同于真正的运动。做家务虽然忙碌，但也算不上真正的运动。春季适合踏青，夏季适合挥洒汗水。带着孩子们去爬山、去乡下、去公园，到树木花草茂盛的户外好好运动。妈妈们尤其不要只在一旁观看，要和孩子们一起动起来。运动可以让手脚保持温暖，全身气机通畅，呼吸更深，心胸更加开阔，精神也会更好。妈妈和孩子们运动量足够了，晚上都会睡得更踏实。

第三种方法：晚餐七分饱。

20 点之后，妈妈和孩子尽量都不再进食。胃不和，则卧不安。当身体还在忙着消化食物时，心神难以安定，夜里睡觉也会不安稳。孩子不安稳，陪睡的妈妈们也会跟着多次醒来，极易感到烦躁。

第四种方法：睡前进行安静的亲子互动小仪式。

比如，一起泡脚，给孩子揉揉肚子，揉揉小手和小脚，然后再反过来，让孩子们给妈妈揉揉捏捏、按摩一下；或者一起静坐一会儿，玩玩"一二三木头人"的游戏，看看谁能保持不动的时间更长。这些游戏相对安静，有助于收心凝神，让孩子明白已经到了该入睡的时候，渐渐进入睡眠状态。

甘麦大枣汤，改善心血虚、睡眠差

前面几招都已经做到了的话，妈妈们可以考虑再用一些食疗方法。

陪睡妈妈们面临的主要问题是睡眠时间少、频繁夜醒，长期下来会导致心血损耗严重。这种情况会导致睡眠质量越来越差，起床后也没有精神。可以自我检查一下是否有心血虚的症状，比如，面色无光泽、心里不踏实、心烦郁闷、睡眠浅、容易失眠多梦。

对于这类情况，可以尝试饮用甘麦大枣汤来补养身体的气血。小麦具有补心气的作用，其质地轻盈，可以帮助祛除心中的虚火，使人不再那么容易烦躁，更容易保持宁静。大枣能够补脾胃，滋养脾胃的气血，帮助身体更好地生成气血。当气血足时，睡眠就会更加踏实安稳。甘草则能调和诸药，使小麦和大枣的功效更好地发挥。

甘麦大枣汤

小麦

红枣

甘草

材料：甘草 3 克，小麦 20 克，去核红枣 30 克。

做法：把处理好的食材放进锅里，加适量水，在锅里小火煮 30 分钟。

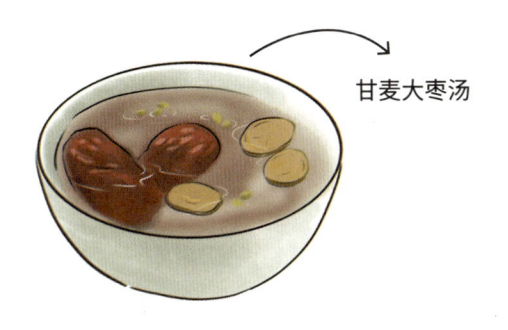

这个汤颜色发红，喝起来是红枣的香加红枣的甜和小麦的清甜，几乎没有药味。这个食疗方很温和，适合大部分人喝，小孩子们也可以喝。

但要注意，如果在感冒当中，或者有热证上火期间，暂时不喝。

甘麦大枣汤

到了该入睡的时间，我们应该全心全意地躺在孩子旁边，让自己静下来、放松下来。用心感受孩子，摸摸他／她的小手，心平气和地和孩子一起进入梦乡。别去想那些未回复的微信消息、没处理完的工作任务、没收拾完的客厅和脏衣服。等睡够了，这些问题都不会成为问题。

最后再提醒一下，如果感到明显的疲惫、精力不足，影响到了正常的工作和生活，可以找中医进行调理。如果调理了仍然没有改善，陪睡的角色可以换成其他家庭成员。毕竟，最重要的是你自己，是妈妈自己的健康。

第四章

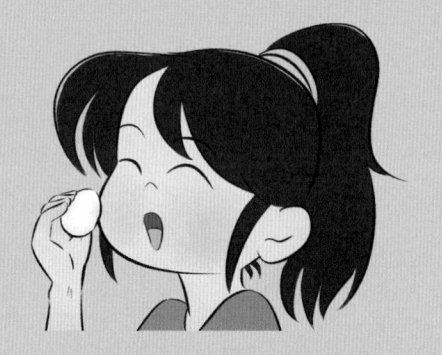

内外双养，
减脂养颜防衰老

变瘦长高，
春季养肝多吃"芽"

"惊蛰过，暖和和。"到了惊蛰时节，春天的暖意终于有了实感。蛰伏的昆虫开始活跃，草木萌芽，人体的阳气也开始生发。在这个发陈推新的关键时期，是时候把身体囤积的废物垃圾"发"出去，减轻一身的负担。

你的身体发陈能力真的足够吗？中医认为"春气通肝"，肝主代谢。身体的发陈能力很大程度上取决于肝脏是否健康。如果肝脏养护得不好，代谢能力就会降低，容易出现脸上长斑、腰间堆积脂肪等问题；相反，如果肝脏养护得好，代谢能力就会增强，能够有效地排出痰湿、浊气、积食、瘀血等废物，从而使经络、肠道、气血运行畅通无阻，身体自然而然就会变得更健康、更苗条、更美丽、更有活力。因此，想要减肥、变瘦、变美、变精神，务必要做好养肝的工作。

养肝首要就是不伤肝

熬夜伤肝

熬夜有两个主要的危害，一是损伤肝血，二是不利于肝脏排毒。在中医五行理论中，肝对应青色，如果你的眼圈偏青色，这可能是肝血不足的提示。血液属于阴性，当阴不足时，阳就会变成虚火，虚火上升会导致口腔溃疡和眼屎增多。晚睡还会影响肝脏排毒。凌晨1点到3点是肝经当令的时间，肝脏在这个时间段开穴运转进行排毒，如果这个时间还没有入睡，"垃圾"只能堆积在体内。因此，想要在春天变得更瘦更美，最好的方法之一是每天好好睡觉，让自己睡得舒服、精神。

节食也可能导致脂肪肝。节食者通常会减少用餐次数，并且不吃肉，这导致缺乏优质的蛋白质来分解脂质，游离的脂质就会在肝脏中积累，形成脂肪肝。一旦停止节食，很容易产生反弹效应，体重容易恢复。

生气不仅伤肝还会使人发胖。发脾气、伤心抑郁都会导致肝气不舒，引起胸口闷、头晕头痛等症状，痰湿也会因此凝聚起来，导致体重增加。这类人的舌头伸出一看：舌质尖尖，舌苔厚腻。只要把肝气疏通了，气机流通了，痰湿自然就能化解。因此，春天一定要少生气，多外出踏青，感受大自然的开阔与清新。

养肝要多吃芽菜

民间有句谚语，"春吃芽、夏吃瓜"。

春天植物的嫩芽具有发散体内沉积物质的功效，充满新生

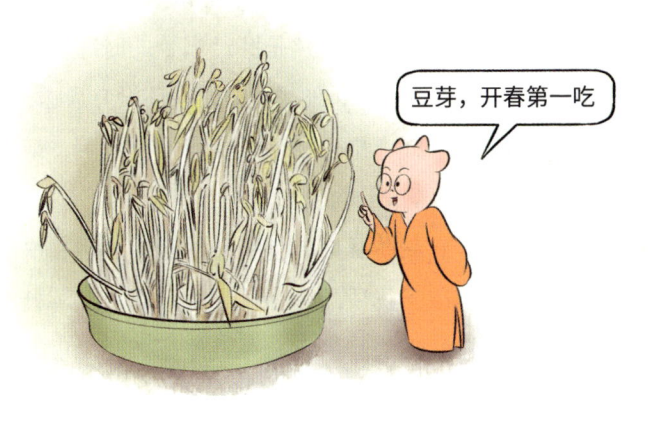

的力量。嫩芽呈绿色，绿色入肝，是春季最适合养肝的食材。其中，绿豆芽是必须吃的。如果你自己发过绿豆芽，就会发现，为了让它生长得粗壮茂盛，需要在上面放置重物。绿豆芽特别生机勃勃，与肝喜条达而恶抑郁的特性相吻合。就算体内沉积再多，它都能帮你"顶出去"。李时珍称豆芽为"开春第一吃"，食用后能清心养身，可见豆芽的好处。

> 豆芽，开春第一吃

以下几类人适合在春季食用豆芽。

1. 想要变瘦的人：用豆芽帮助清除体内沉积的老顽固。为减肥而苦恼的朋友，正是因为身体里的沉积物质太顽固，绿豆芽具有强大的生发力，专门对付"老顽固"，能够帮助清除藏在深处的垃圾。

2. 想要变美的人：用豆芽帮助排出湿热垃圾和身体毒素。"女子以肝为先天"，爱生气、爱上火，脸上有斑的人，都适合多吃绿豆芽，排出身体毒素，清理干净肝脏，脸也会变得干净。

3. 想要长高的孩子：用豆芽帮助排出积食和淤积。绿豆芽虽然体积小，但向上冲劲很强，能够帮助排出积食和淤积，孩子身体就会有更多的向上冲劲，吃几顿豆芽后，再来补充营养，就更容易吸收。

4.想要精神状态变好的人：用豆芽帮助清除代谢垃圾。春困在中医看来是因为阳气不足，生发不够；西医则认为是新陈代谢的废物堆积，阻碍了气血的通畅，导致大脑缺氧。清除垃圾和帮助生发恰好都是豆芽的强项，春天食用豆芽，能有效消除疲劳。

豆芽搭配吃，清肝减脂、不伤脾胃

素食菜卷

材料：绿豆芽、黄豆芽、韭菜各一小把，胡萝卜半根，木耳6朵，鸡蛋2个，馄饨皮8个，生抽两勺，蚝油、油、盐少许（以上用量可以做8个素食菜卷）。

木耳

鸡蛋

胡萝卜

豆芽

韭菜

馄饨皮

步骤:

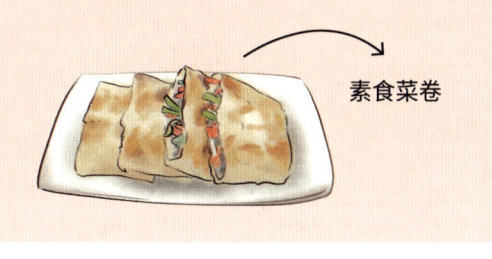

1. 备菜: 胡萝卜切丝; 木耳泡发剪碎; 豆芽、韭菜洗净; 鸡蛋炒嫩弄碎。

2. 炒: 生抽两勺, 蚝油少许, 把这些碎碎拌匀, 炒到断生。

3. 包: 饺子皮或者馄饨皮擀薄、擀大, 把断生的馅儿料装进去。

4. 蒸: 上锅蒸到熟、蒸到透明。

素食菜卷

注意事项:

1. 五色入五脏, 爱生气、容易上火的可以多放一些绿豆芽, 脾虚的可以多放一些黄豆芽。脾胃比较寒的人, 可以再加一些姜芽进去。

2. 对胡萝卜过敏的人不放胡萝卜。

3. 绿豆芽是偏凉的, 所以一定要搭配着吃。

春韭温中, 既有助于浊气排出, 又利于阳气生发; 胡萝卜滋肝明目, 调理消化不良; 黑木耳一直是清肝的代表食材, 能促进体内循环、新旧更替。鸡蛋和馄饨皮提供了优质的蛋白质和必需的碳水化合物。

　　如果是这种做法，就连不爱吃蔬菜的孩子也会大口大口地吃个不停。吃豆芽想要达到最佳效果，记住一个小诀窍：别加醋和肉。中医认为，醋味酸，主收敛。吃豆芽时如果还吃醋，会影响豆芽生发的功效。另外，由于冬季和过年期间已经吃了大量肉食，所以在春天我们可以选择素一点。

　　要会辨认绿豆芽和黄豆芽。

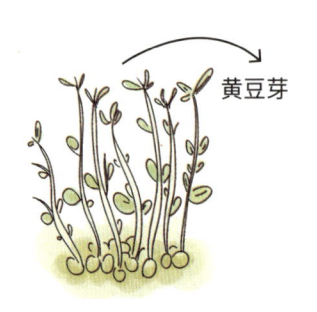

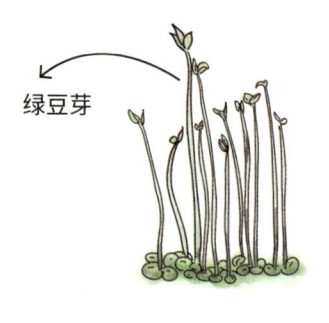

绿豆芽

黄豆芽

225

明目护眼，
"养肝果"越吃眼睛越有神

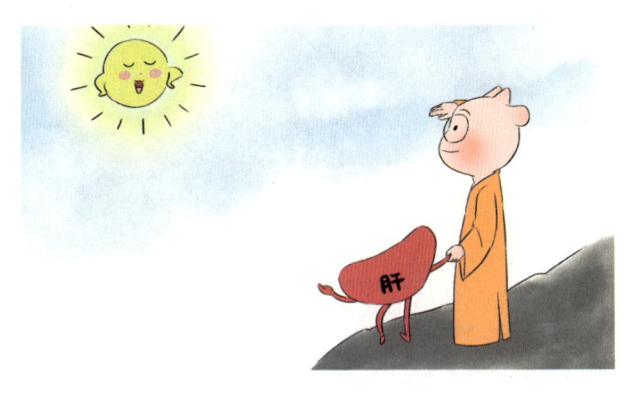

在这个春天，我做了一些与平时不一样的事情，让眼睛看东西变得更清楚。

首先一件事，就是每天吃枸杞。为什么吃枸杞能让眼睛变亮？眼睛发生变化的根源在于养好肝。

肝开窍于目。枸杞味甘、性平，入肾经、肝经，当肝养好了之后，眼睛得到的气血滋养就会非常充足，从而变得明亮有神。枸杞既能补肝又能补肾。它能滋养肝血，肝肾同源，也就等于补了肾阴。肾阴即肾水，肾水足了，反过来水能涵木，又加强了对肝木的养护。

春季适宜养肝，更适宜养眼。在自然界中，春天属木，万物复苏，大树的枝头绿叶重现。而在人体内，肝也属木，当旺盛的肝气一路生发到人体的头部，气行带动血行，眼睛得到的养分就更加丰富。

吃对枸杞，养肝明目

枸杞，怎么吃才有效果？

如果你只拿来泡水喝，那就太浪费了，建议吃掉比较好。

1. 泡水喝，要连枸杞一起吃。由于受水的温度、浸泡时间、成分释放等因素的影响，枸杞进入水中的营养，只是部分。所以喝到最后，连同枸杞一起吃掉比较好。

2. 放在粥里吃，或者蒸饭时放上一把，还有就是在做菜时，也可以加入。

我通常是把它与调料放在一起，有时利用它的甜味，来代替白糖，有时利用它的红色，来给菜肴调色添彩。

3. 枸杞榨汁，比较利于消化吸收，有位朋友喝了一个月的枸杞汁，右眼的飞蚊症缓解了好多。

4. 作为零食。有位朋友属于阴虚体质，容易口干眼干。她有时在白天吃一把枸杞，偶尔忘了，就在睡前吃，口舌生津，夜里睡得也很安稳。

枸杞每天吃多少合适？吃枸杞，掌握的量很重要。每天 1 小把枸杞，好处体现在眼睛上。自从立春以来，我每天吃枸杞，眼睛变亮了。吃的枸杞的量，不是几粒，而是一把，约 20 克，数量约 80 粒。

适合人群：肝肾阴亏、腰膝酸软、熬夜、常用电子产品、视物模糊不清的人。

不适合人群：感冒、发热、痰湿体质、容易腹泻的人。

想要吃枸杞不上火就要"挑对"枸杞。

1. 优质的枸杞：颜色柔和，口感甜润，有淡淡的果香味。

2. 不好的枸杞：有的颜色红得高度统一，有的颜色暗淡发黑，有的经过硫磺熏制，散发着明显的异味，吃了之后会上火。

眼睛变亮并不仅仅在于吃枸杞

1. 保持正确的坐姿

调整电脑和手机的高度，使其与眼睛高度大致齐平。长时间低头或伏案工作会导致颈椎弯曲变形，影响头部的血液循环，长此以往，可能导致视力下降甚至出现头晕等症状。

2. 减少使用手机的时间

手机可用于娱乐和学习，但对于系统性和深度学习，看书更好，也相对不那么伤眼睛。我家里有很多书，有些从未翻看过，今年开始，我决定一本接一本地阅读。原本以为一本书需要很长时间才能读完，实际上，一旦放下手机专心阅读，一本 300 多页的书可以在 3 天内认真读完。

3. 保持清淡饮食

一方面，春季是肝气旺盛的季节，当肝木之气过旺，有时会削弱脾土的力量，导致脾胃功能不太好。此时，清淡饮食更容易消化，减轻脾胃负担，有助于气血的生成，进而滋养肝脏和眼睛。另一方面，过度摄入高脂肪、高蛋白食物，不仅损害脾胃，还会牵连肝肾，当肝肾功能减弱，势必会影响眼睛的清晰与明亮的程度。

4. 穴位按摩

按摩肝经上的易堵塞穴位，如期门穴、阴包穴、太冲穴，每天2～3次，每次2～3分钟。女性在经期及孕妇应避免按摩。由于肝胆经络相互关联，还可以按摩胆经上的易堵塞穴位，如肩井穴、渊腋穴、风市穴、阳陵泉穴、悬钟穴、足临泣穴。如果不记得这么多穴位，可以随时留意身体的细微变化，如感到某个部位隐痛，就按摩那里，有助于疏通堵塞，恢复气血畅通。

美白不长斑，
排毒素比防晒更重要

刚参加工作的时候，为了追求皮肤美白，我尽量避免接触阳光，甚至推迟下班时间，以确保日落后才离开公司。相比之下，我有一位领导，她告诉我人不应该整天躲避阳光，她自己尽可能多地在户外晒太阳。她身材高挑，皮肤非常白皙干净。

随着时间的推移，虽然我的肤色确实变得更加白皙，但也显得苍白且缺乏血色，甚至有点暗黄，整体看起来气色不佳。而这位领导，即便到了五十多岁退休时，脸部依然保持着白里透红的状态，并且几乎没有任何斑点。除了常年饮用温水和晒太阳之外，她还非常注意保暖。无论春夏秋冬，她总是随身携带一个带盖子的白瓷杯，里面装着温热的茶或者白开水，从不喝冷饮。夏天使用风扇或空调时，她绝不会让自己直接对着风吹。冬天时，她的穿着总是比别人更加保暖，有时候即使我们已经换上了轻便的外套，她仍然穿着厚厚的羽绒服，总是说年纪大了不能像年轻人那样。然而，触摸她的手，总是温暖的，甚至比我们这些年轻人都要暖和一些。

对二三十岁的女性来说，大家都追求皮肤白净、均匀，希望没有斑点。因此，各种品牌的美容护肤品被精心地涂抹在脸上。然而，大多数女性，尤其到了产后，都会不可避免地生出斑点。从中医的角度来看，这些脸上的斑点不单单是皮肤表面的变化那么简单。

长斑是身体垃圾毒素的堆积

"有诸内，必形诸外"，皮肤反映的是身体内部五脏六腑的健康状况。当身体的气血运行不畅，某些部位出现垃圾毒素堆积时，就会在脸上表现为斑点。

这些垃圾毒素是如何堆积起来的呢？有些是因为寒，有些是因为气滞，有些是因为阴血不足。比如，很多女性不怎么吃主食，喜欢喝冷饮，吃冰镇水果，大量饮用牛奶和酸奶，夏天使用风扇和空调，冬天露出脚踝或膝盖，这些寒气都在不知不觉中积累下来了。现在有痛经的女孩很多，以至于有些女孩子觉得痛经是正常的，有的女孩子甚至二三十岁乳腺、子宫及附件就出现了问题。产后的妈妈们，产前气血就不足，经历了怀孕和分娩的巨大消耗，哺乳期继续耗损气血，自身恢复困难。她们除了脸上出现较多斑点外，还会面临一系列身体内部的信号，如脱发、易怒、月经不规律、腰腿酸软、睡眠质量差等问题。

总的来说，就大多数人而言，美白、预防斑点形成以及祛除斑点的方向非常明确，就是要保证身体气血充足，经络运行顺畅，体内的垃圾能够及时排出体外，避免在体内堆积。

调理的前提是养好身体的阳气，最简单的检验标准：观察身体内外的温度够不够。容易长斑的女性，首先，需要自我感知一下手脚是否偏凉。手脚的温度反映了一个人的气血是否充足，当身体有足够的气血到达四肢末端时，对垃圾的循环和代谢就会更加充分，这样就不容易长斑。如果身体的能量不足以维持手脚的温暖，血液循环变差，垃圾毒素就会越积越多。其次，需要养护身体的阴血，方式之一就是保证充足的睡眠，避免熬夜。以下是几个不长斑的具体方法。

1. 一年四季要注意，不要吹凉风，不受寒

如果发现自己手脚凉，就加一点衣服，穿好足够防风保暖的衣物。如果吹空调，最好备上丝巾、帽子，挡风。春夏天，脚上最好也穿着袜子，冬天，多穿一条秋裤。

2. 吃的、喝的都尽量温暖

这个保护的是胃肠道的温度，身体不需要多消耗能量把你吃进去、喝进去的东西进行升温加热，就能减少一些损耗。多吃主食，长气血，不吃冷饮奶茶，少吃反季节的水果，这些是想提升体温的人先要做到的。平时多觉察自己的肚子和后腰，摸摸温度。

3. 多晒太阳

晒太阳主要晒后背，不是晒脸。后背是督脉和膀胱经运行的地方，能够提升一身的阳气。阳气足了，气血运行的能量就足，不但斑点会消，身体的其他郁结也会散的，整个生命状态都会提升。万物生长靠太阳，为了要美白就不见太阳，让自己与最大的能量来源切断联系，并不是明智的做法。夏天多晒早晨的太阳，微微温，晒到整个人由内到外暖起来了就很好，不需要晒到出汗。

4. 少生气

郁滞的肝气无法推动血的流通，所以气滞往往伴随血瘀，长期下来会让身体垃圾毒素堆积更多。

请大家多做一些能让自己真正放松的事，少纠结在不能掌控的人事物身上，远离负能量的人。建议少玩手机，把耗散在屏幕里小视频上的气血收回来，也是对身体气血的保护。

5. 运动起来，气血就循环起来了

慢跑、爬山、太极拳、八段锦等。如果前面说的运动做不到，散步也可以，走到自己的手脚温热，也很适合夏天。

6. 排便干净，皮肤更干净

肺主皮毛，而肺与大肠相表里。痘痘、湿疹、脸上斑点都与每天大肠排便的功能密切相关。大肠把体内垃圾化成大便排干净了，身体也就不需要通过皮肤去排垃圾。每个人都可以做到的是推腹、揉腹。晚上睡前平躺，用自己的双手把肚子推一推、揉一揉。

7. 睡饱觉

有个说法叫"美容觉"，睡眠时间都没有保证，就不要谈其他养皮肤的事了。

徐文兵老师建议他的学生们都要早睡，最好在21:00入睡，最迟也要在23:00。在子丑时（23:00至3:00）入睡，相当于那一天根本就没有睡。

睡眠还可以促进身体不同部位的修复和排毒，改善身体的内环境。睡饱了的人，早上起来感觉精神特别好，脸色都是有

光泽的、透亮的。熬夜更容易出现斑点，在子丑时肝胆经循行，身体需要深层修复的时候，没有让身体去做修复，长年累月下，斑点只是小警告。

8. 外治法，艾灸、刮痧、烫蛋疗法

以上方法，针对治本。除了对身体内在的调理，我们还可以用外治法疏通经络，排除经络的毒素，帮助祛斑。外治法，如艾灸、刮痧其实都是可以用的，也可以尝试烫蛋疗法。

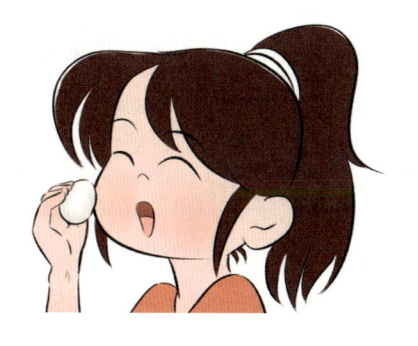

烫蛋能够温暖经络，吸附身体里面的风、寒、热等毒素，我常常在孩子发烧、病毒性感冒的时候给孩子用，效果很好。对于大人皮肤的斑点也是一样的道理。很多美容院，也会用滚鸡蛋的方法帮顾客祛斑，坚持下来效果是不错的。

烫蛋的做法：用煮熟的鸡蛋，剥壳后，趁热用蛋白在脸部皮肤上滚动。注意蛋白不要滚破，如果蛋滚着变凉了，那就要再次加热，重复滚动。可以多准备几个鸡蛋，轮流使用。

大道至简，这些祛斑的方法看上去很简单，关键是要坚持，一个月、两个月可能看不出来，但是过一年再看，或许就有惊喜了。

消除双下巴，
扁豆祛湿消赘肉

　　有一位很自律的朋友，她发现自己出现了轻微的双下巴，她问我：有没有什么好的办法，可以快点把双下巴消除？我告诉她："这个是短期形成的，也不严重。你到菜场买点扁豆来吃，我再给你发张穴位图，有空按摩就行了。"大约 3 天后，她反馈说效果明显，双下巴基本消失了，无论是从正面还是侧面看，下颌线都清晰如初。

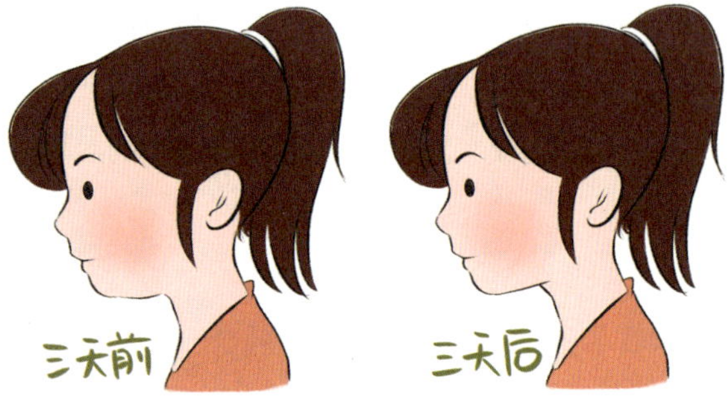

为什么双下巴会出现在你的脸上？中医认为，一个健康的人，肌肉应该是柔软而有弹性的，既不紧绷也不松弛。如果出现了双下巴，这意味着下巴处产生了松弛的赘肉。在五脏之中，脾脏主管肌肉。当脾脏功能减弱时，其运化能力下降，无法将体内的水液和食物转化为人体所需的精微物质，并输送到五脏六腑与四肢百骸，于是在体内形成垃圾堆积，其中一些与废水结合形成类似痰浊的、可移动的赘肉，比如，下巴处、上臂垂悬处以及腰间的赘肉。

因此，要从根本上消除赘肉和双下巴，就需要增强脾脏的运化功能，而扁豆这类应季食物应运而生。

吃扁豆，祛湿健脾消赘肉

扁豆味甘，性微温，归脾、胃经，能健脾、和中、化湿，药食两用。既可作为食物也可作为药材使用。以下人群适合食用扁豆。

1. 有双下巴、有赘肉，需要祛湿的人适合吃

脾喜燥恶湿，而扁豆味甘、性微温，又归脾、胃经，有助于调理中焦，健运脾土，从而使得水液、气机运化通畅，增强排湿的功能，帮助减轻水肿、消除脾脏不喜欢的湿邪，让它一身轻松。

2. 脾胃虚弱的人适合吃

《本草求真》里讲："（扁豆）如何补脾，盖缘脾喜甘扁豆得味之甘，故能于脾而有益也。"意思是脾喜欢甘味，而扁豆本身

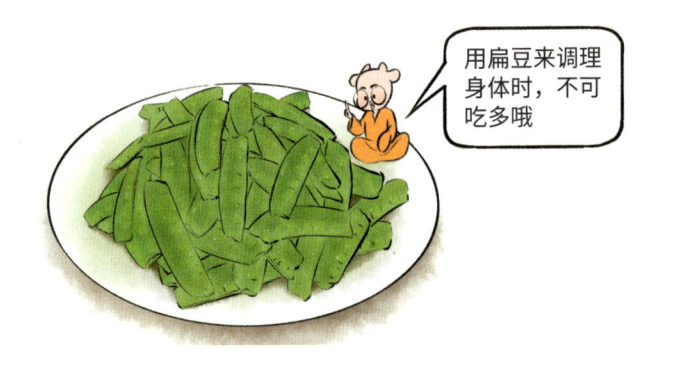

就味甘，所以能够对脾有补益。脾喜欢芳香，当我们闻到饭菜的香味时，瞬间就有了食欲，而扁豆的清芬之气，正好可以醒脾开胃。并且芳香化浊，扁豆也能够驱散体内的浊气，有助于脾气的升清，有句话叫"脾以升为健"。

3. 脾胃虚寒的人适合吃

因为它不像薏苡仁那样寒凉，所以对虚寒体质的人来说相对温和。

吃扁豆的注意事项：

1. 做法要清淡，尽量少放油盐。因为扁豆是药食两用之物，当我们取其药性来调理身体时，做起来就要简单一些。如果添加太杂的食材，会掩盖扁豆本身的甘淡之性，从而影响其祛湿排浊的效果。

2. 扁豆一定要煮熟煮透才能食用，否则可能会出现头痛、恶心、呕吐等不适症状，老熟的扁豆至少要煮 20 分钟。

3. 白扁豆味轻气薄，单用效果不明显，需要和补气的食物一起搭配食用。比如，在吃清炒扁豆荚时搭配一些大米饭。或者将扁豆和大米共同煮粥，其中大米也能起到补中益气的作用。

用扁豆来调理身体时，不可吃多哦

推荐清炒扁豆荚和扁豆煮粥。

1. 清炒扁豆荚

做法：在扁豆鲜嫩的时候，可以连着豆荚一起吃，最简单的做法就是清炒。首先，选用新鲜的扁豆角，把边上的筋去掉，洗净后切成小段。其次，锅中放水，烧开后，把切好的扁豆进行焯水。再次，锅中放油，放入焯好水的扁豆翻炒几分钟，加入少量水，焖煮至豆荚里的豆子软烂。最后，加入少量盐调味即可。

2. 扁豆煮粥

做法：当扁豆成熟变老，就吃豆荚里的豆子。豆子分几种颜色，作为药用，通常选择白扁豆。取白扁豆 20 克，粳米 60 克，洗净后放入锅中，加入适量水，熬煮至豆烂粥熟。每日可食用一次，连食三日。

扁豆配合穴位按摩，内调外治

扁豆本身具有显著的健脾祛湿功效，如果再加上对脾经易堵塞穴位的按摩，内外兼治，双管齐下，则效力更是倍增。

脾经的易堵塞穴位包括：阴陵泉穴、地机穴、公孙穴、太白穴等。其中，阴陵泉是人体第一排湿穴位。阴，指人体内侧，阴面；陵，指丘陵，高起之处；泉，指泉水。此穴位于小腿内侧上部，具有健脾渗湿的功效，按摩这个穴位可以改善腹胀、水肿、乏力与小便不利等症状。每天按摩这个穴位 2 ～ 3 次，每次 2 ～ 3 分钟。经期不按，孕妇勿按。

▲阴陵泉

有些人按摩阴陵泉穴时可能会感到疼痛。

平时超负荷的工作、熬夜、缺乏运动等不良生活习惯，会伤害到脾脏，导致脾虚湿盛，痰浊内阻，以致年纪轻轻，就会出现从来没有过的双下巴，对个人形象造成一定的不良影响。

生活细碎，万物成诗。影响一个人的，从来都不是生活本身，而是其对待生活的方式。

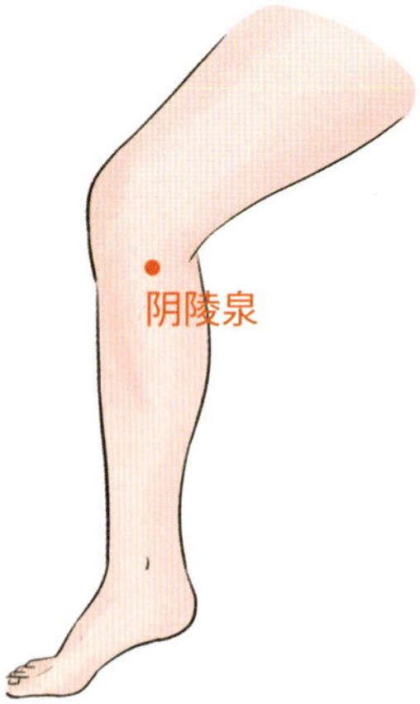

阴陵泉

防发胖，
对症减脂效率高

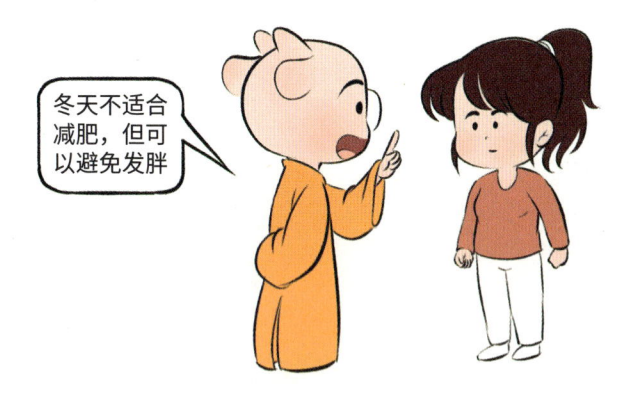

    我有几个女性朋友，在大学时代一直保持着健康或偏瘦的身材。结婚生孩子后却都渐渐胖了起来，有的妈妈抱怨，喝水都会发胖。

冬天不适合减肥，但可以避免发胖

脾虚不运型肥胖
想要不胖，多健脾

从中医的角度讲，喝水都发胖是因为体质发生了改变。身体的脾、胃、肝、肾某些功能过强或过弱，导致代谢不平衡。想要恢复健康的身材，必须先诊断清楚自己的体质，否则就会陷入减了又胖、胖了又减的循环。

中医将肥胖分为5种类型：脾虚不运型、痰湿内盛型、脾肾阳虚型、胃热火郁型、气滞血瘀型。

冬天可以有针对性地进行调理，避免发胖。

有一种胖被称为虚胖。外表看起来胖，实际上是气虚。这类人总想躺着，爬两层楼梯就会累得喘粗气，舌头伸出来边缘会有齿痕，到了晚上四肢会有较明显的水肿。这种虚胖源于脾气不足。如果有暴饮暴食的习惯，或者在产后脾胃没有恢复时大量进补，都会让脾受伤。

脾负责运化，如果运化不及时，就会产生水湿，我们腰腹部堆积的"肥肉"与水湿密切相关，湿气还会困住脾，让脾气更加虚弱。脾属土，土为黄色，生孩子后变成"黄脸婆"，其实都是因为脾胃没有得到很好的养护。

冬天想要不发胖，可以采取以下措施：

管住嘴，忌食甜的、大补的食物，"甜腻碍脾"。

把脾气补回来，气足了，水湿就能被运化，人自然也会瘦下来。

可以尝试喝四神汤。四神汤是一种健脾食疗方，由茯苓、芡实、莲子（去芯）与山药按1：1：1：1的比例配制。加入排骨或猪肚一起炖汤2.5小时，每周两次，能够很好地健运脾胃，祛除湿气。

痰湿内盛型肥胖：少吃生痰、生湿的食物

痰湿是水湿和体内垃圾的堆聚物。相比单纯的水湿，痰湿质地更稠浊，因此身体经常会感觉笨重，属于邪气过剩，会"溢"出来：头发额头总出油，身上湿疹会反复，早起总是痰多，大便黏腻，口渴却不想喝水，痰湿随气移动，会感觉胸口闷、头昏，舌头伸出来，是白腻或白滑的。痰湿体质的人上了年纪后，容易有三高、脂肪肝，因此要尽早排除痰湿。"鱼生火，肉生痰，白菜萝卜保平安"，痰湿内盛型肥胖的人，想要防止发胖，就要少吃生痰生湿的肉类、水果。

冬天，可以多吃陈皮萝卜猪骨汤。

陈皮萝卜猪骨汤：白萝卜 200 ～ 400 克，陈皮 5 ～ 10 克，猪脊骨数节（以少肉多骨为原则），生姜 3 片，盐适量。猪脊骨要先冷水下锅煮出血沫，然后洗净，再和其他食材一起煲汤。

陈皮燥湿化痰，萝卜消积化痰，一温一凉配伍得当，还不怕积食。猪脊骨骨头多、肉少，滋补肾阴，又不用担心过于滋腻生痰湿。如果偏寒痰，舌苔白腻，怕冷，可以陈皮偏多；偏热痰，舌苔黄腻，怕热，可以白萝卜偏多。

脾肾阳虚型肥胖：身体暖和了，就不容易胖

气虚至极，就会伤阳。长时间的脾阳不足，又会累及先天之本——肾阳。阳气不足，脾肾"罢工"，整个身体就会又湿又冷，连一口水都运化不了，真正的喝水都会胖。所以脾肾阳虚

型的胖人，体内全是化不开的寒和湿，具体有以下症状：胖但是怕冷、腹胀、身体重、尿频、吃凉的容易腹泻、腰膝酸软、腰腹、膝盖、手脚总是冰凉的。

夏天太阳一晒，不是先发热，而是先发寒，冬天更是怕冷。这类人一年四季都要防风防寒，保证身体足够的温暖。同时，需要补足脾阳和肾阳，使身体内部的"抽湿机"持续运转，以达到长期稳定的效果。冬天使用暖贴是一个可以让身体快速变暖的方法。可以将暖贴贴在脚底板和膝盖部位（隔着衣物贴），让温暖的气血自下至上重新流动起来。脚底是各脏器的反射区，脚暖了，身体各处都会感到温暖。也可以将暖贴贴在背部的脾俞和肾俞穴（隔着衣物贴），直接补充脾和肾所需的阳气，帮助它们驱寒化湿。如果不方便使用暖贴，也可以经常揉按这两个穴位，或者用手捂热。

对脾肾阳气不足的人来说，首先要补足脾阳。一旦脾功能改善，能够正常运化，各种营养物质就能更好地被吸收。甘草干姜茶可以让脾胃变得温暖有力，一年四季都可以适量饮用。容易反复感冒的孩子、慢性鼻炎患者以及易上火的体质都适合饮用。对于阴虚内热的人群，可以在饮用甘草干姜茶的同时搭配米汤，以补充水分，防止虚火上升。

甘草干姜茶：干姜6克，炙甘草10克（或者炒甘草6克），清洗一下，泡5分钟，熬开后熬煮5～10分钟就可以喝了。

动作推荐：八段锦第六式"两手攀足固肾腰"。久坐、腰肌劳损、肾虚尿频的人可以多做，把气血补到肾俞这个位置，存储起来就是补肾了。

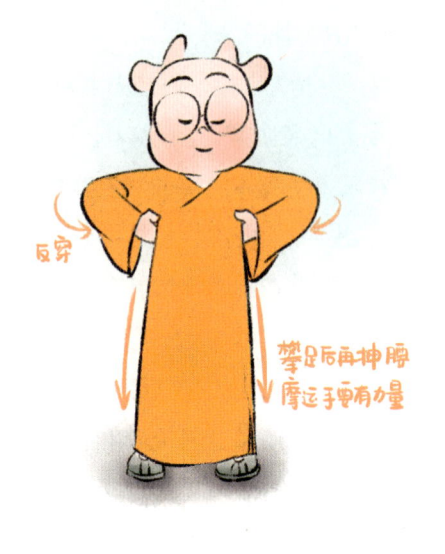

胃热火郁型肥胖：吃"硬"一点

对胃热火郁的人来说，胃中有一团火，食物在这里能迅速被打成糜状，因此这类人能吃、爱吃，并且特别容易感到饥饿。但胃强并不代表脾强。如果脾无法完全运化胃中的食物，就容易在上腹部堆积，这种情况在男性中较为常见。虽然这类人可能体重较重，但他们身体有力，精神状态良好。由于体内火气较重，这类人可能会出现怕热、大便干结、尿黄的症状，舌质红色、苔黄，或伴有口干口苦，特别容易发生口腔溃疡和上火现象。

对胃热火郁型的肥胖者来说，适当的节食瘦身是合适的。节食并不意味着不吃主食。米饭、面条、馒头等都是能够健脾的食物，不吃主食会减少健脾的机会。脾主肌肉，一旦瘦下来，脸部和腹部可能会失去弹性。在吃主食时不必每天都吃粗粮，毕竟冬天需要储存能量，细粮的热量更高一些。每周吃 2～3 次粗粮即可。粗粮需要加更多的水来煮，煮好后量会膨胀，因此以前能吃两碗白米饭的话，改为吃粗粮时只需吃一碗，如果觉得不够可以多吃蔬菜。在食材的选择上，应选择偏凉性和平性的蔬菜，以降低胃火，使其工作不要过于积极。

对胃热的人来说，口臭和便秘问题也比较突出，可以经常揉按耳部的胃反射区，以清胃泻火，这对胃热型肥胖也很有效。

方法：用食指指腹点按耳部胃反射区 2～3 分钟，可左右耳同时进行。

气滞血瘀型肥胖：别靠吃东西来减压

生气本身不会直接导致发胖，但是气滞会引起体内血液的淤堵，血液流通差，太多垃圾无法清理，人就会发胖。

一般压力大的人比较容易出现这种情况，也就是所谓的过劳肥、压力肥。心里经常感觉烦躁、易怒、失眠多梦，如果是女士，还会月经不调。照镜子时，会发现脸色偏暗、嘴唇暗、舌质暗淡、舌头上可能有瘀斑。

这类人最需要注意的是，不要再靠吃东西来减压了。适时把自己从情绪中解放出来，听音乐、做运动、旅游都是不错的选择。食材上推荐多吃柑橘类的水果，如柚子、橘子、柠檬等具有理气作用的水果，少吃红薯、板栗等容易胀气的食物。

代茶饮：玫瑰花泡茶。每周两三次，可以疏肝理气，让胸口不再烦闷。

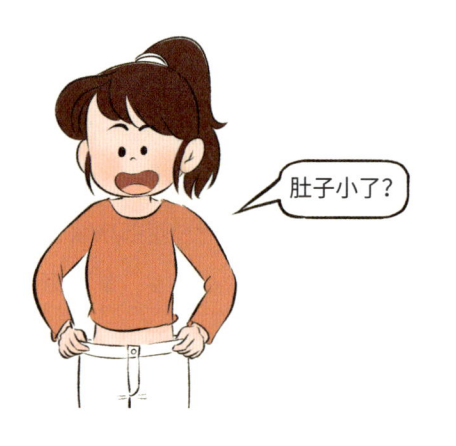

减肚子，
一样食材解决脾胃虚寒、腹部胖

　　周末的下午，朋友来找我聊天，她说要告诉我一个好消息。自从天气变凉以来，她开始尝试吃肉桂粉，原本是想利用它来改善自己的脾胃虚寒，不承想，每天早上吃完后，不仅脾胃感觉暖暖的，连同前面整个一条任脉也都感觉暖暖的。她想着平时她的腹部也比较凉，而且肉也多，既然吃肉桂能让这里感觉温暖，肯定是对身体有好处。

肚子小了？

于是她继续坚持吃了 1 个月，现在发现肚子已经明显变得比以前小，穿衣服时裤腰都嫌大了。

肉桂适合哪些人吃

脾胃虚寒、肚子总是减不下去的人最适合吃肉桂。同时，脾胃虚寒、久坐、腹部肥大的人，舌苔白、有痰湿的人，上热下寒体质的人，腰膝冷痛、夜尿多、手脚冰凉、肾阳虚的人，宫寒、瘀血、痛经的人，也都适合。

1.脾胃虚寒，比别人更怕冷的人，适合吃肉桂。

肉桂味辛、甘，性热，归脾经。其中"热"能增补脾胃阳气、散寒止痛；"辛"具有发散作用，可以温通经脉、健运中焦。有的人平时气血消耗大，懒得不想动，消化也不好，寒凉的食物更不能碰，此时比较适合吃点肉桂，改善胃寒、体寒。

2.腰腹冷痛，总是痛经的人，适合吃肉桂。

摸一摸你的小肚子凉不凉？由于肉桂具有散寒止痛、补火助阳、引火归元、温通经脉的功效，一般可用于虚寒吐泻、腰腹冷痛、眩晕目赤、痛经经闭等。

3.上热下寒，怕冷又总是上火的人，适合吃肉桂。

好的肉桂，取自接近根部，色红、味浓，具有温暖下焦、温补肾中阳气、引火下行的作用，适合腹部冰凉、腿脚冷的人食用。

4.久坐、肚子总是减不下去的人，苹果型身材的人，适合吃肉桂。

当腹部温暖、寒气散去，血脉不再凝滞，局部血液循环变得通畅，新陈代谢能力增强，湿气、痰浊、瘀血等垃圾一一被清运出去，肚子上的肉，自然也就变少了。

肉桂虽好，但也有人不适合，特别是有热的人，以下人群不适合吃肉桂。

1.舌苔红、阴虚火旺的人。

2.体内有实热，有出血倾向的人。

3.经期量多者。

4.孕妇。肉桂性味偏热，孕妇如果吃多了，体内燥热，可能会导致胎动不安。另外，肉桂活血，易造成孕早期流产。

肉桂性热，建议平时根据个人情况，从每次1克开始慢慢尝试，每天总食用量最好别超过3克，以身体感觉适应、舒服、能够接受为度。

肉桂一家老小都能吃

适合女性的吃法：肉桂3克、红糖1块，煮水趁热喝下，可以温养脾胃、祛除腹部寒气，用于胃寒食少、女性产后血瘀腹痛等。这里的肉桂，可以用肉桂卷，也可以用打成的粉。如果是肉桂粉，每次不要打太多，用完密封好，防止其性味的挥发，以免功效减弱。

适合全家的吃法：肉桂3克，粳米60克，加水适量同煮，天冷的时候吃，有助于暖脾胃、散寒止痛、补肾阳。

适合小孩的吃法：肉桂粉1克，蜂蜜1勺，放入杯中，倒

249

入温水，暖胃和中、补脾温肾。

下午茶里加肉桂：肉桂 3 克，苹果 1 个，煮水喝，温补阳气，生津养阴。或者肉桂粉 3 克，单独泡水喝。

甜点里加肉桂：做面包时，加入适量肉桂，搭配红糖，做出的红糖肉桂卷，温暖甜美，芳香弥散，在寒冷的冬天，尤其能给人一种满满的幸福感。同理，制作蛋糕、饼干，包括中式馒头时，都可以使用。

炒菜时加肉桂：肉桂本身微甜，所以平时做菜时，我也会用它来代替白糖，酌情放入，如炒青菜时，加入少许，既消解青菜的凉性，也增添一种别样风味。

要区分清楚肉桂与桂皮

相信大家会有疑问，可以用厨房的桂皮代替肉桂吗？答案是：不可以。

厨房用的香料桂皮不具有中药肉桂的功效，因此需要进行简要甄别，以保证肉桂的质量和效果。建议朋友们直接到正规中药店购买，一般不会买到假的肉桂。

如何区分呢？

看：肉桂呈中空细管状，肉质较厚，颜色为红棕色；桂皮有的带外层树皮出售，颜色多为黑褐色或灰黑棕色，比较薄。

闻：肉桂香味馥郁醇厚、口感甜辣，而桂皮则味道相对清淡；肉桂相比桂皮，油性更足。

抗早衰，
一个小动作让气色变好

女性从什么时候开始衰老，《黄帝内经》给了答案。《素问·上古天真论》在描述女性一生的生长变化中讲道："五七，阳明脉衰，面始焦，发始堕；六七，阳明脉衰于上，面皆焦"。

我们的衰老，基本上是从 35 虚岁（"五七"）开始的。"焦"字的上面是"隹"（zhuī），代表一种鸟，"灬"代表火，焦这个字的意思，就是把鸟儿放在火上烤后变黄或者成炭的状态。我们可以想象到，在烤至"焦"的过程中，我们的皮肤和脂肪先是变干，起皱，然后变黄，变黑，干瘪……身体的水分、弹性一点点流失，衰老就是这样发生的。

衰老与胃和大肠有最密切的关系

衰老与什么有关呢？——阳明脉衰。阳明脉在身体中有两条，一条是足阳明胃经，另一条是手阳明大肠经。阳明经的主要作用是运行气血，滋养阴阳，濡养筋骨。其他各脏腑都有经脉与阳明经相通，接受阳明经的气血供应，因此手足阳明经是多气多血的经脉。当这条供应气血的经脉本身能量不足时，其他脏腑就无法得到充足的能量供应，这时衰老就开始了。

由此可知，预防和抵抗衰老的方法在于让阳明经保持气血畅通、充盈。

阳明经对应两个脏腑：胃和大肠。

先说胃。脾与胃相互关联，脾胃是后天之本，是气血生化的源头。阳明经运行的气血来源于脾胃，用于满足各脏腑的需求。我们全身的脏腑、筋脉、肌肉、皮毛都依赖这些气血来滋养。一旦胃功能紊乱，脾胃失调，气血津液生化不足，阳明经就没有足够的气血运行，导致阳明脉衰。其中，脾主肌肉，主升提，脾虚则肌肉松弛、干皱、肤色晦暗。脸部的肌肉得不到支撑提升，自然会"下垂"。脾虚还会导致脾运化水湿的能力下降，水液代谢出现问题，可能导致水湿内停，表现为脸色偏黄。

再看大肠。大肠主管传导，又称"传导之官"，负责保持肠道通畅和正常排泄。如果大肠功能衰退，体内垃圾排不出去或排不干净，就会堵塞在体内，产生粪毒。大肠毒素多，皮肤就不可能干净通透，出现出油、毛孔粗大、肤色不均、起斑点和痘痘等问题。大肠参与体内的津液代谢，故称"大肠主津"。大肠功能失常，不能吸收津液，皮肤得不到滋养，就会干枯无光泽，皱纹也会增多。

阳明脉这两条经脉几乎覆盖了我们整张脸。因此，一旦脾胃和大肠出现问题，阳明脉衰后，面部的变化会尤为明显。

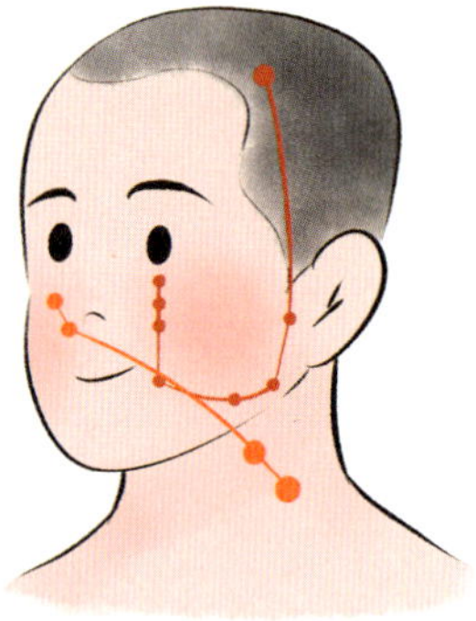

胃经和大肠经在脸部的循行路线

　　想要面部皮肤不暗不黄、不皱不老不下垂，比同龄人老得慢，就要保养好自己的阳明经，把胃肠的功能提上来。至少要先保证大便通畅。这样一来，我们的面部就不会显得"焦"，而且会自然好看、生机勃勃，这是用多少化妆品都无法达到的效果。

调理好胃肠，揉腹有效果

　　调理胃肠的方法有很多，我也实践过不少，如早睡早起、清淡饮食、食疗等，但这些方法通常见效较慢。后来我发现了一个非常简单有效的方法，那就是揉腹。

　　之前我容易吃不下东西，肚子总是得胀胀的，还会打嗝，偶尔还会出现恶心、呕吐的情况，而且还经常便秘，上厕所通常需要超过 15 分钟才能完成，有时候甚至需要借助一些通便产品才能解决。每当腹胀和便秘出现时，我会感到整个人都被"堵"住了，心情烦躁、容易上火、牙龈肿痛，还容易失眠。第二天从脸上就能看出状态的变化——脸色变黄、发干，整个人看上去很憔悴。在我坚持揉腹一个多月后，情况有了明显改善，便秘消失了，上厕所的时间缩短到了 3 分钟左右。腹部开始感到温暖，食欲也变好了。相应地，我的脸色也比之前好多了，我感觉脸上的气开始往上"提"，皮肤也从干燥变得滋润起来，开始红润有光泽了。

为什么揉腹有这么好的效果？

1. 揉腹的部位对应中焦，其实就是胃肠这块区域。揉腹后中焦健运，促进气血输布。腹部有足阳明胃经循行，揉腹可以刺激腹部的中脘、天枢、气冲、滑肉门等穴位，可以调理胃经。胃气得以下降，脾气得以提升，清升浊降，胃的脏腑功能得到调节。

2. 揉腹能使脏腑气机流动，把胃和大肠的淤堵疏通开，起到行气活血的作用。

3. 揉腹后能让气血往腹部集中，让腹部变暖，气血充盈，能治疗寒病，帮助身体排出寒湿。

4. 揉腹能加强肠胃的运化，有助于改善胀满、食积等症状，促进大肠蠕动，加快食物的代谢，帮助排便，改善便秘。

揉腹简便易学，不受时间、场地等限制。在我揉腹的过程中，肚子常常最开始会有咕噜噜的声音，有肠鸣音，有时候有放屁排气的情况。随着揉腹过程的深入，手掌会渐渐湿润，是体内寒湿在排出，有时候还没有揉完腹就想去卫生间，排便后一身轻松。

如果早上揉腹后神清气爽，晚上揉腹后睡得香，说明身体

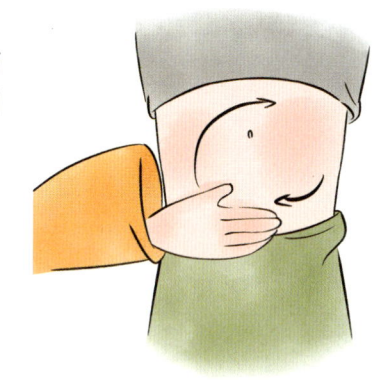

是在渐渐好转，揉腹是到位的。如果揉腹后觉得身体很累，精神状态不好，揉腹引起不适，就需要调整，反思动作是否正确或是否有其他方面的原因。

两种揉腹的手法

第一种，揉腹。

平躺在床上，双腿自然伸直，全身放松。右手掌按在腹部，轻轻压住肚脐，左手掌叠放在右手背上。以肚脐为中心，螺旋式地慢慢揉，逐渐扩大这个圈，按摩到整个腹部，再回到肚脐部，按照顺时针方向贴着皮肤揉腹，肉动皮不动。具体的次数可以根据个人情况调整，我通常揉 50 下。如果揉腹后腹部仍然感觉较硬，可以适当增加次数。

顺时针 / 逆时针揉腹，
用手掌或掌根去推揉。

揉的幅度不能太大，一定要先原地揉很小的圆圈，手掌贴近皮肤和皮下组织，小鱼际和大鱼际施力要均匀一致，力度由轻到重，逐步增加，直至身体能够承受的程度，但要避免用力过猛，动作需轻柔而缓慢。这样一来，可以更好地促进腹膜的气血流通。

揉腹时要做到肉动皮不动，实际上不需要摩擦皮肤，重在有深度，要透进去力道。如果手劲不足或比较怕累，也可以选择更轻松的"摩腹"手法，同样起到调理胃肠的作用。

第二种，摩腹。

摩腹时，可以把自己的腹部当成小婴儿，手掌与腹部皮肤接触时要有种似挨非挨的感觉。睡前或晨起时，将手掌置于腹部皮肤，以肚脐为圆心，向上至胸骨剑突，向下至耻骨联合，顺时针摩腹81圈，再逆时针摩腹81圈，做到平补平泻。

摩腹可以唤醒脏腑的自我修复能力，从全息的角度看，腹部可以投射全身，摩腹就像是给全身做一次调理。与揉腹时要求肉动皮不动不同，摩腹时是皮动肉不动，动作更加轻柔，而且用力是持续不变的。

需要注意的是，急性肠炎、阑尾炎、腹部皮肤有化脓性感染等急性炎症患者，腹部有肿瘤者，孕妇，以及内脏出血者不应轻易进行揉腹或摩腹。月经期间也不建议进行这些操作，可能会导致经期出血量增多。

无论是揉腹还是摩腹，关键在于专心和放松。将注意力集中在手掌和腹部的感觉上，让心神回归，一起疗愈身体。每天入睡前或刚醒来时，在最放松的状态下进行这些操作，会感到非常舒服且有效果。

温和减肥，
吃对晚餐不伤身、更有效

和朋友聊天时，她说有半个月没吃米饭了，我问为啥？她回答：减肥。在我眼里，这位朋友看上去并不是特别胖。只是可能感觉随着天气渐渐升温，已经不能靠厚重的外套来遮掩微胖的身形了。我很理解她的心情，但同时也希望她不挨饿，有精神。

在主食吃饱、配菜吃好的基础上，愉快地恢复正常体重，有这样的好方法吗？

有的，而且比较简单，就是白天早餐、中餐不节食、不忌口，只要改变晚餐的吃法就行。

要减肥，吃晚餐的 3 个原则

原则一：晚餐要少吃。

白天无须严格限制饮食。一方面，因为白天脾胃之气较为旺盛，食物容易消化；另一方面，经过一天的工作和活动消耗，通常不会导致过多的食物堆积，对体重的影响较小。相比之下，晚餐对体重的影响较大。晚上身体的消耗较少，因此，晚餐应当吃得少一些，避免食物在体内囤积。

此外，晚餐吃得少也有助于减轻各个脏器的负担。如果脏器不必"加班"，第二天就能保持良好的状态，确保人体正常的新陈代谢。只要新陈代谢正常，体重就不会有太多的增加；相反，晚餐吃得过多，不仅会增加体重，还可能导致多种疾病的发生。如果晚餐吃得较多，脾胃和肝胆等脏器就需要被迫加班。如果"加班"导致脏器受损，新陈代谢效率降低，减重就会更加困难。晚饭后不久，人们就会进入睡眠状态，此时人体血液循环变慢，即使脏器"加班"，也不一定能完成所有的工作，从而在体内造成脂肪、痰湿、瘀血等的堆积。

原则二：晚餐要吃得清淡。

一方面指的是味道要清淡。尽量减少油、糖和盐的使用。如果食物过于油腻，晚上又缺乏活动帮助其分解和排出体外，留在体内只会刺激胃肠道、堵塞血管，并增加肝胆排毒的负担，影响身体的正常循环运转，为体重增加埋下隐患。

另一方面指的是所选食材宜多素少荤。消化肉类所需的时间远大于消化蔬菜所需的时间。例如，有的人喜欢吃夜宵或烧烤，虽然当时很享受，但过后要么难以入睡，要么睡眠时多梦。这就是所谓的"胃不和，则卧不安"，影响睡眠质量，导致人体内分泌紊乱，体重也可能随之发生变化。

原则三：晚餐要早点吃。

最好在睡前4小时吃完晚餐。

一般来说，如果 21 点入睡，那么晚餐时间选择在 17:00 至 19:00 较为合适。如果 17:00 吃晚餐，距离 21:00 有 4 小时的时间，足以消化食物，即使是肉类。即便是在 19:00 吃晚餐，距离 21:00 也有 2 小时的间隔，只要不是生冷油腻的食物，一般也不会在体内造成停滞和积压。

如果晚餐吃得较晚，与睡眠时间间隔很短，就会导致脾胃消化缓慢或消化不完全，使得一些未完全消化的食物在体内滞留，以及由于睡觉时血液流速变慢而导致血脂沉积在血管壁上。这两种情况都会影响体重和健康。

改变晚餐减肥法的注意事项：

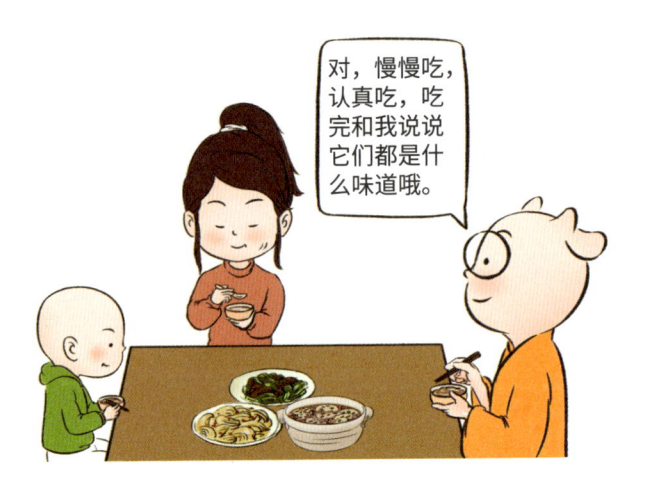

1.适合人群：肥胖、四高（高血糖、高尿酸、高血压、高血脂）、肝胆疾病、积食、睡眠不好、多梦等。

2.不适合人群：体力劳动者、气血不足、熬夜学习、上夜班、孕妇、产妇等。

3. 注意要早睡。

简单的晚餐后，还有"大餐"，"大餐"就是早睡。改变晚餐的吃法，能有更好的睡眠，这是促进减重不可忽视的一点。吃饭，是给身体提供营养和补充气血的重要途径，除了吃饭，还有睡眠，充足而优质的睡眠不仅可以给人体充电，同时也能够更好地促进身体的循环代谢。

消水肿，
喝"瘦腰茶"大便更通畅

春天，我因为喝了一碗花茶，腰围瘦了一大圈儿，身体感到前所未有的轻松。

上周回老家的时候，村里桃园的桃花开得正美，我妈摘下一筐给我们煮了桃花茶。桃花的清香伴着微苦，感觉还挺不错的。我足足喝了一大碗，当天下午，肚子里感觉叽里咕噜地搅动着，之后便跑了三次厕所，次次都是一泻千里。上完厕所后，感觉就像刚换下冬季笨重的棉衣一样，全身轻松。原本需要吸着肚子才能系好的裤子纽扣，也轻轻松松就扣好了。

喝桃花，清理身体、增加阳气

喝桃花茶：一方面，正盛开的桃花新鲜；另一方面，桃花的出现正是顺应自然，为身体清理积攒了一个冬天的污浊。我的家乡有每年春季吃桃花的习俗，长辈都说："春天里吃顿桃花儿'开一开'，一年不染火毒气。"老人口中那些能让我们上火、染上恶气和毒气的东西，无非就是秋冬进补之后，身体里不被吸收和代谢的垃圾，还有那些积攒的陈年痰湿、浊水、浊气、积滞。这些东西在身体里堆积着，影响健康是一定的，另外也让我们看起来臃肿、笨重。尤其是常年容易便秘以及便便不爽的人，更是需要适当的清理。

在春天喝下这碗桃花茶，身体能被清理到轻轻松松的状态，对阳光的感受也会不一样。可能很多人都只喜欢晒冬季的太阳，很"柔和"、很温暖，这样的阳光其实是很弱的。当天气稍微暖和起来，就觉得好晒，哪怕穿着防晒衣，皮肤依然觉得很燥，这感觉就是身体不通透，阳光晒不暖身体，只烤着一层皮肤，晒不透会很难受。

用一碗桃花茶，开一开身体的通道、泻一泻身体里的污浊，再去晒太阳，就会觉得这春末的阳光能暖进身体里。晒到有点热的时候会适当出汗，但再不会被晒出焦躁的感觉了。

桃花性味苦、平，虽然擅长泻下，但并不寒凉。我是个脾胃虚寒的人，性凉的绿茶、绿豆汤我喝了就反胃；能通便的香蕉，我吃了也会拉肚子，但一次只能挤出一点点，后面就没力气了，那感觉特别惆怅。桃花可就不一样了，我喝了它，在胃里几乎没什么感觉，但小腹很快就开始活跃起来，有一种翻腾搅动的感觉，这种感觉一路向下走，最后如厕特别痛快，排出的量比较大，身体自然感觉轻松很多，肚子也明显瘦下去一圈。

桃花茶、桃花饼，根据爱好选择

春天，桃园里盛开的鲜桃花功效是最猛烈、好用的，但花期不等人，如果采不到新鲜桃花也可以去药房选购干燥的桃花煮水饮用。桃花最简单的用法便是煮茶喝。

桃花茶

材料：桃花 8 ～ 10 朵，纯净水 500 毫升（1 人份）。

做法：冷水下锅，水开之后沸腾 3 分钟即可。盛出后可放入适量白糖调味。

新鲜的桃花除了煮茶，还可以烙饼吃。

桃花饼

材料：桃花 10 ～ 20 朵，适量面粉、食盐、食用油。

做法：

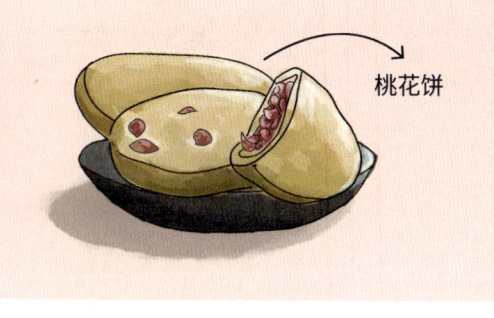

1.将淘洗干净的桃花放入装有适量面粉的盆中（面粉按家中常规用量即可，吃多少做多少），加入适量的食盐，最后再少量多次地加水，和成比较光滑的面团。

2.面团搓长再分成几份，分别擀成薄薄的小饼。

3.平底锅里放适量食用油，将小饼烙至微微焦黄即可食用。

桃花饼

桃花性子猛，一年只喝这一次

春天，这个"桃花开"的方式看起来挺激烈，但它只泻浊物，不伤脾胃，所以不会太过。最适合身体代谢比较慢，感觉身体沉重、大腹便便、容易口臭、头油、身体不清爽、容易上火的人食用。

喝桃花的注意事项：

1.因为桃花的起效主要是排泄，所以最好选一个合适的日子食用桃花，不要影响生活工作。

2. 用于防止春夏的热毒，3 岁以上儿童就可以食用，年纪小的孩子一次用量不要超过 100 毫升。

3. 一定不要贪杯，建议桃花茶一年中只在春季喝一次，且只喝这一顿即可。

4. 食用桃花后要好好吃饭。身体经过一番清理和排泄处于较为干净的状态，这时应好好吃饭，选择清淡可口的家常饭菜即可，避免食用生冷油腻、辛辣重口味的食物。

5. 身体比较虚弱、经常有气无力、容易腹泻的人禁用；孕妇禁用。

不良反应及应对方法：

桃花茶泻下力度大，但也只会腹泻一天。如果第二天还在腹泻，那可能是由于自身肠胃较弱，或是初次使用时用量过多所致。桃花茶泻浊气浊物，如果体质本身就比较虚，可能泻完之后会觉得更没什么力气了。

如果有以上这两种不良反应，可以煮小米汤当水喝，几天之后症状自会缓解。

养发，
不同体质黑芝麻吃法不同

朋友每天都很忙，脸色很难看，头发没有光泽，甚至还出现了几缕白发，这让她内心十分慌乱。她听说吃黑芝麻丸能够乌发，就赶紧买来吃了一段时间。我看她这么苦恼，效果应该是不明显。

在中医理论中，黑芝麻确实有乌发的作用。然而，许多人食用黑芝麻后并未达到预期的效果，这并非黑芝麻本身有问题，可能是食用方法不当。想要黑芝麻养发，也要吃得讲究。

脾虚的人，吃黑芝麻丸配陈皮水

黑芝麻丸富含油脂，具有较强的滋补作用，对脾胃功能较弱的人来说，如果食用过量会显得油腻，进而引起体内痰湿积聚。因此，可以搭配饮用一杯陈皮水。脾胃虚弱者在食用黑芝麻丸的同时喝些陈皮水，因为陈皮性温，能归脾、肺经，有理气健脾和燥湿化痰的功效。这样既能滋补又可畅通，避免滋补

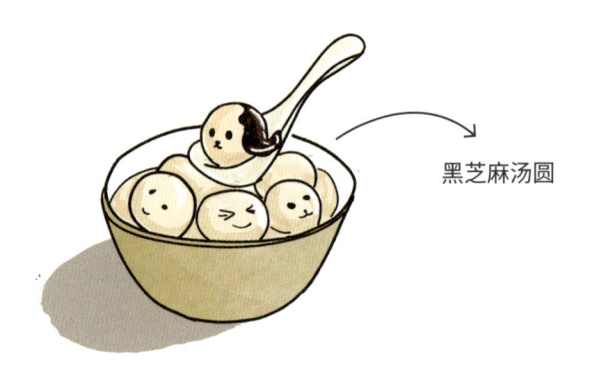

过度而滞留体内，非常适合脾胃虚弱且易生痰湿的体质。

阳虚怕冷的人，吃黑芝麻要配糯米粉

黑芝麻粉滋补肝肾，而糯米粉味甘性温，能益气补虚、温阳固肾。这两种食材可以制成黑芝麻糊，日常冲泡食用。也可以制作成黑芝麻馅儿的汤圆，或是单独做成汤圆，用黑芝麻粉作为蘸料。在天气寒冷时，享用一碗热腾腾的黑芝麻汤圆，能让身体从内到外都暖和起来。

黑芝麻汤圆

体质偏热的人，吃黑芝麻要用食盐做"引子"

食盐性寒凉，可以清热凉血，其咸味可直达肾脏。与黑芝麻搭配使用时，盐就相当于引药，引黑芝麻入肾，二者合力，共同发挥补血生津、滋阴养发的效果。

在中原有些地方，芝麻盐是一种传统的调味品，在吃馒头时，人们常常将其作为佐料，将热馒头掰开，撒上适量的芝麻盐后再合上食用。芝麻盐还可以用来拌面，即将适量面条煮熟捞出后加入芝麻盐。我在家喝粥时，有时也会撒上一些自制的芝麻盐，甚至在做面包时也喜欢用它来点缀，既丰富口感，又增加营养。

吃黑芝麻养发，还要多方搭配

黑芝麻滋补肝肾，适宜晚上食用。因为晚上相当于一天中的冬季，是补肾的最佳时机。黑芝麻原粒带皮不易消化，建议磨成粉后再食用，这样对脾胃造成的负担较小，补益效果更佳。如果购买市面上的黑芝麻丸，也要挑选质地细腻、易于咀嚼的类型。

除了吃黑芝麻，注意梳头和头发的养护也能更好地促进黑发。梳头不仅能补充能量，还能疏通经络，打通输送能量的通道。他刚走上讲台，大家就被他那一头浓密的黑发所吸引，纷纷询问他是如何保养的。老师也不作答，只是从口袋里拿出一把木制的小梳子，在头顶缓缓地、细致地梳理。他边微笑边梳头的情景至今令人难忘。建议每天梳头200下，把头皮梳得热乎乎的，有助于促进头部血液循环，增加头发的血液供应，有利于头发吸收更多营养，从而变得更加乌黑浓密。

为了保护头发健康，应尽量避免以下行为。

1.减少染发和烫发的次数，以免造成头发干枯、发黄或易断裂脱落。

2. 更换掉不适合的洗发用品，选用天然、安全的洗发水。

3. 避免长时间暴露头发于强烈阳光下。

4. 不使用高温吹风机吹干头发。洗发后，先用干发毛巾吸去多余水分，再用暖风慢慢吹干，并适当涂抹山茶油进行护发。

5. 扎头发时不要过紧，以免给头发带来额外压力，导致发质受损和脱落。

以下人群不宜食用黑芝麻。

1. 溢脂性脱发者以及血脂偏高的人群应少吃黑芝麻。

2. 慢性肠炎患者和腹泻者不宜食用黑芝麻，因其油脂含量较高，具有较强的润肠作用。

3. 舌苔厚腻、体内痰湿重的人群，在食用黑芝麻前应先调理好体内的痰湿状况。

4. 黑芝麻更适合素食人群，而对于现代人普遍营养过剩的情况，过多食用黑芝麻可能会导致体内堵塞。

以下人群适合吃黑芝麻。

1. 头发干枯、发质细黄的人群。

2. 因肝肾阴血不足引起的白发人群。

3. 经常感到头晕眼花的人群。

吃黑芝麻糊可以取暖，分享一个简单的制作黑芝麻糊的方子：取炒香的黑芝麻50克、糯米50克，加入500毫升水，使用破壁机的米糊功能进行加工。如喜欢甜味，可根据个人口味加入适量糖，成品香气浓郁、口感细腻顺滑，食用后全身温暖舒适。

祛湿瘦身，
春天吃自制"芽"菜

随着春季气温逐渐升高，人们开始减少衣物，这时许多人急于瘦身。实际上，春季是万物生长的季节，并不是特别适合减肥。到了夏季，天气炎热，人体的新陈代谢加快，那时减肥更容易且自然。不过，许多人仍希望尽快减去冬季积累的脂肪，恢复苗条身材。在此推荐春季多吃豆芽菜，既能健脾养肝，符合春季自然界生长的特点，同时也有助于祛除体内湿气，达到瘦身的目的，而且不会伤身。

清爽又排浊是豆芽瘦身的关键

春季是"发陈"的季节，适合排毒、祛湿、清除体内杂质。黄豆芽味甘，能够健脾益胃，帮助疏散中焦湿浊，生发阳气。身体越通畅，越能有效排出浊物，湿浊减少，身体也就更加轻盈苗条。

对那些身体较为黏腻、积累较多的人来说，需要更加清爽的食物。春季时，许多人未能及时跟随"生发"的节奏，体内积累了冬天的代谢废物。黄豆芽主要含有水分和纤维素，适合作为减肥期间的配菜，适合瘦身人士经常食用。如果是自制的黄豆芽，更是无污染、无添加，食用起来更加新鲜、安全、放心。

黄豆芽能够帮助身体排出痰湿和代谢废物，恢复气机的顺畅流动。黄豆芽是由黄豆种子发芽而成的嫩芽，在受到一定压力的情况下逐渐生长。它会逐渐顶起压盘，最终顶开豆芽罐的盖子，显示出其强大的生发和突破能力。这种旺盛的生命力与春季相呼应，能够舒展人体的肝气，并激发其他脏器的活力。

黄豆芽的吃法很多，可以和韭菜叶一起炒着吃，还可以做汤，气机不舒的人吃豆芽，瘦身效果会更好。

以下这三类人适合用黄豆芽瘦身。

1.黄豆芽能够清热解毒、利尿除湿，适合脾胃湿热、身体水多的人。

2.黄豆芽疏通肝气、清热明目，适合肝气不舒、视物模糊的人。

3.黄豆芽整体热量偏低，适合高血脂、轻断食以及减脂的人。

不适合吃豆芽的人群：

脾胃虚寒、容易腹胀、急性痛风的人以及吃后感觉不舒服的人。

自制黄豆芽，吃得新鲜又舒心

自制黄豆芽的过程不仅仅是学习一项技能或简单地为了瘦身，更重要的是，自制黄豆芽让我们与生活紧密相连，减少了不必要的焦虑。每天观察豆芽的成长，心中都会涌起喜悦之情，让人心情愉悦。

自制黄豆芽大约需要5天就能品尝到最新鲜的春季美味。

第1天：晚上时，挑选看起来饱满且正常的非转基因干黄豆一小把，约25克。清洗干净后放入保温杯中，加入约30摄氏度的温水，水量至少是豆子体积的2倍，盖上盖子静置12小时左右。

第2天：倒出保温杯中的豆子，此时豆子应该已经鼓胀并开始发芽（这是成功发芽的关键）。将它们放入豆芽罐中，上面放上压盘，适当增加压力，以激发豆子向上的生长动力。将豆芽罐放在自来水下冲洗，让水流过压盘，从底部的孔流出并自然晾干，然后盖上盖子。下午再次用清水冲洗一次。

第3天：打开盖子，继续用清水冲洗，早晚各一次。早上取出压盘，可以看到豆芽已经长出不少。

第4天：重复前一天的操作，继续早晚各冲洗一次。可以看到豆芽正在努力向上生长，原本位于底部的白色压盘已经被顶起来了。

第5天：通常当豆芽长到3～5厘米时即可收获，我在傍晚收获时，豆芽已经长到了6厘米，不算根须。

黄豆芽没发成功，可能存在的问题如下。

1.挑选干黄豆时，有空的、坏的豆子掺杂在里面。

2.所用的干黄豆，不是1年之内采收的，黄豆如果太陈旧，活性不足，发芽率也低。

3.温度不合适，发豆芽合适的温度在15～25摄氏度，太高、太低，都有可能导致失败。

4.发芽的容器不干净，沾有油脂或滋生了杂菌。

如果自制黄豆芽不成功，可以选择购买市场上的黄豆芽。以下是挑选市售黄豆芽的方法。

①观察根须，通常有经验的人会选择有根须且根须较长的豆芽。无根须或根须较短的豆芽需要仔细辨别，以防其使用了化肥或激素来催发。

②检查叶片和芽秆，叶片新鲜肥厚、芽秆光泽脆嫩的豆芽品质较好。

③闻气味，优质的黄豆芽应该有清新的香味，没有异味。

春季是养护肝脏的好时节，自制黄豆芽不仅可以让身体变得更苗条、轻盈，同时也要减少摄入黏滞厚重的食物，避免食用容易产生痰湿的食物。这类食物过多会影响气机的流通，干扰正常的身体代谢，从而影响减脂效果。

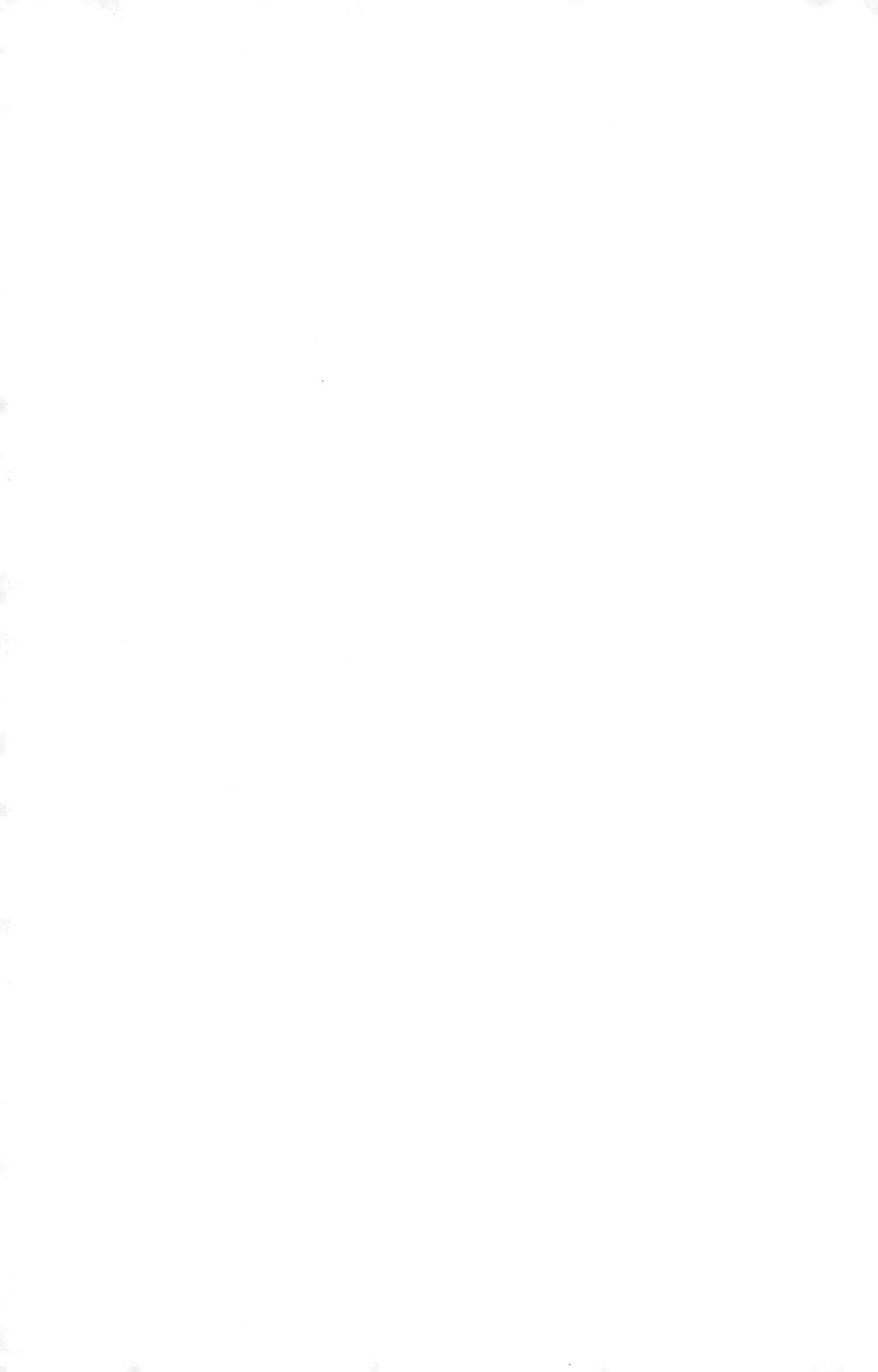